Vorbemerkung an die deutschen Leser (innen)

Dieses Buch ist weitgehend zweisprachig gehalten. Neben dem deutschen Text findet sich der englische Originaltext von Yogi Bhajan mit Quellenangabe. Die Texte bestehen zum größten Teil aus Gedichten, Sutras (kurzen aphoristischen Weisheitssätzen) und Auszügen aus Vorträgen, die Yogi Bhajan frei gehalten hat.

Gedichte und poetische Texte kann man nicht wörtlich übersetzen. Man kann sie auch nicht in Prosa verwandeln. Die deutsche Übersetzung wird also etwas vom Original abweichen, denn sie wird versuchen, selbst Dichtung zu sein. Sie will den Sinn der Texte in die deutsche Sprache, in ihre Bilder und Buchstaben übertragen. Dabei wird es Abweichungen vom Original geben, Kompromisse, Nachempfindungen, Neuschöpfungen, um sowohl dem Rhythmus als auch der Schönheit der Sprache ihren Tribut zu zollen. Ich empfehle deswegen, das englische Original parallel zum deutschen Nachdichtungsversuch in seiner ganz eigenen Sprachharmonie (Naad) zu genießen.

Die klassischen Bildzitate aus vielen Kulturen unserer Welt, sollen in ihrer ‚Sprache' den universellen Charakter der Texte zu diesem wichtigsten menschlichen Thema ‚untermalen'.
Ich wünsche größtmögliche Inspiration bei der Lektüre.

Sat Nam

Sat Hari Singh

Yogi Bhajan

Yoga der Liebe

Yoga of Love

Eine Vision der Liebe für das Wassermann Zeitalter

A Vision of Love for the Age of Aquarius

Ausgewählt und übersetzt von Sat Hari Singh

„May you now be ever, ever, ever, forever love."

ISBN 978-3-9811522-9-6

Yogi Press

Sat Nam Media

Dieses Büchlein ist für Liebende auf dem Weg.
Liebe ist mehr, viel mehr als wir bisher ahnten.
Yogi Bhajan hat uns, den Kindern des Wassermann,
poetisch und visionär das Wesen der Liebe beschrieben,
daß wir Licht und Orientierung finden auf unserem Weg.

„Von allem Anfang haben wir uns Gott, dir anvertraut,
schreiten auf dem Weg der Wahrheit mit deiner Liebe in unserem Herzen
und aus unseren Augen fällt der Nektar deines Namens auf alle."

This little book is for lovers on the path.
Love is so much more , we did not have any idea about it.
Yogi Bhajan, as a visionary and a poet explained to us -
the children of the Aquarian Age - the true essence of love,
that we may find some light and direction on our path.

„We have come from the very beginning, entrusting all to God,
walking on the path of truth with God's Love in our hearts,
and eyes that rain the nectar of Nam on all."

(Yogi Bhajan, ‚Furman Khalsa' - page 165)

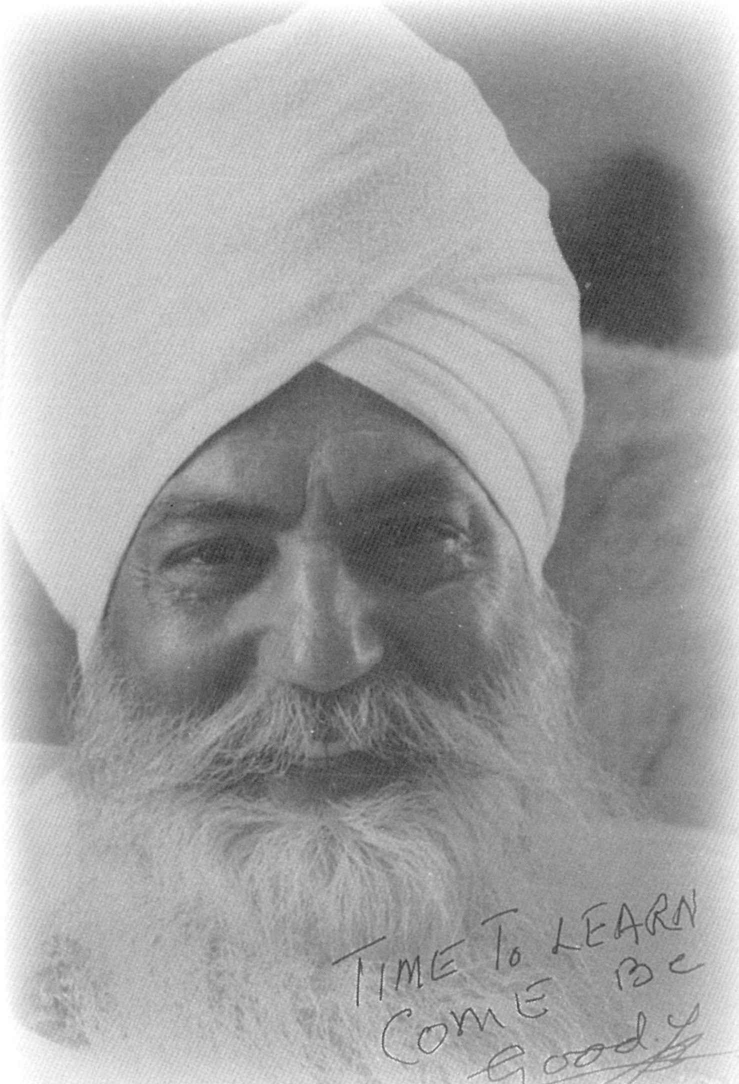
TIME TO LEARN
COME BE
Good

In the Age of Aquarius

„[In the future], people will be open, straight,
simple and their beauty
will be internal, not external.
Man and woman are going to reach out to each other
with dignity, devotion and an elevated loftiness of Self.
The beauty of the human
character will be so bewitching,
that not only will the ones, who are willing,
become realized, but also their realization
will be so profound, that no destructive
temptation by another person will be able to work."

(Yogi Bhajan, 'The Game of Love' p. 183)

Im Wassermann-Zeitalter

„In der Zukunft werden die Menschen offen,
einfach und gradlienig sein.
Ihre Schönheit wird von innen heraus kommen,
nicht von außen.
Männer und Frauen werden würdevoll, ehrfürchtig
und in der erhabenen Leichtigkeit
ihres Selbst aufeinander zugehen.
Die Schönheit des menschlichen Charakters
wird so zauberhaft sein,
dass sie befreiend und von solcher Tiefe ist,
dass ihr keine destruktive
Kräfte etwas anhaben können."

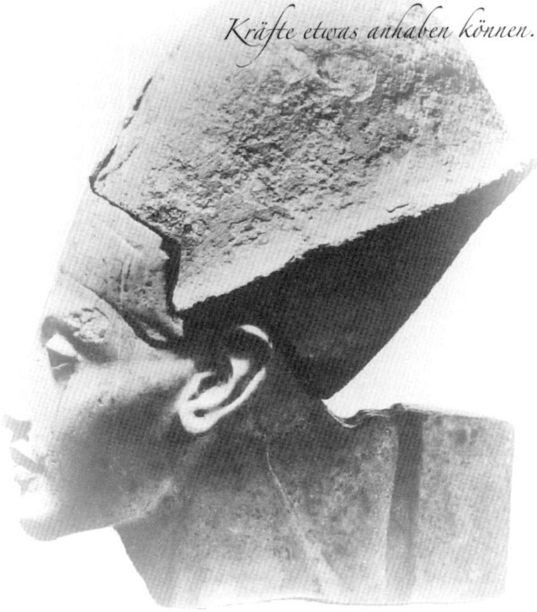

Every Heartbeat

Every heartbeat is God's Name to me.
And every breath of life is ecstacy.
Every night is a bliss to me
And I awake in your company.
The dawn plays a symphony – revealing reality.
Every life is a living God to me; everything is God's personality.
Every kiss is God's romance to me, and every love is God's originality.
I hear and see and speak of You
Each breath reveals this Universal Truth
From the past and future and now it shall be.
With thy name I dwell in you eternally.
Aad Sach, Jugad Sach, Haibay Sach,
Nanak Hosi Bay Sach
In me, with every beat of my heart, I feel the presence of You.
In me, from the sounds that I hear, I play the music of You.
Within me, through Your words You are here, so I sing the glory of You.
Every heartbeat is God's Name to me.
And every breath of life is ecstasy.
In a breeze, I feel You touching me.
With every face, I see You looking at me.
By your grace, I'm in harmony – living reality.
A dSach, Jugad Sach, Haibay Sach, Nanak Hosi Bay Sach.

Jeder einzelne Herzschlag

Jeder einzelne Herzschlag ist Gottes Name für mich.
Jeder einzelne Atemzug trägt in sich schon alles Glück.
Jede Nacht ist Seligkeit. Ich wache auf und fühle dich.
Die Dämmerung spielt eine Sinfonie und enthüllt dein Angesicht.
Jedes Leben ist lebendiger Gott für mich.
Und es ist Gott selbst, der in den Dingen spricht.
Jeder Kuss ist seine Liebeserklärung an mich,
und jede wahre Liebe trägt Sein wahres Gesicht.
Ich höre dich, ich sehe dich, ich spreche nur von dir.
Mit jedem einzelnen Atemzug fließt kosmische Wahrheit zu mir.
Vergangenheit und Zukunft, alles ist jetzt hier.
Ich wohne in deinem Namen für alle Ewigkeit bei dir.
Ad Sach, Jugad Sach, Häbai Sach, Nanak Hosi Bai Sach.
In jedem Schlag meines Herzens fühle ich dich nah bei mir.
Jeder bewusste Atemzug bringt mich in Einklang mit dir.
Jeden Ton, den ich höre, mache ich für dich zu Musik
und jedes deiner Worte wird in mir zu einem Gedicht.
Jeder einzelne Herzschlag ist Gottes Name für mich.
Jeder einzelne Atemzug trägt in sich schon alles Glück.
Noch im leisesten Lufthauch fühle ich, du streichelst mich.
Und in jedem Augenblick schaust du selbst auf mich.
Ad Sach, Jugad Sach, Häbai Sach, Nanak Hosi Bai Sach.

The Calling

In the walk of life,
In the dance of life,
We all kiss the pranic breath.
In the total surroundings of our wonderful world
We are born to find our depth.

There is a calling, and now is the time
To awake from the rhythm of me and mine.
There is a light shining bright throughout all God's space
And it shines through everyone by His Grace.
Ek Ong Kar Sat Nam Siri Waahe Guru.

We have to walk on the path of the Self
To find our own grace,
Our inner love, a feeling in feelings,
And the knowledge of the entire universe,
That exists beyond time and space.

There is a calling and now is the time
To awake from the rhythm of me and mine.
There is a light shining bright throughout all God's space
And it shines through everyone by His Grace.
Ek Ong Kar Sat Nam Siri Wahe Guru.

Der Ruf

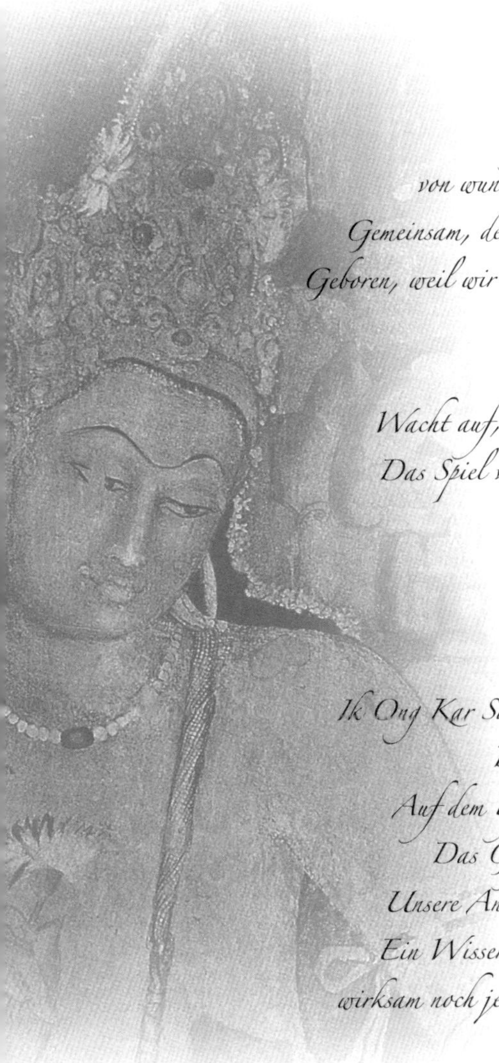

Wir tanzen, wir gehen
auf den Wegen des Lebens
von wundervollen Welten umgeben.
Gemeinsam, den Atem des Lebens küssen.
Geboren, weil wir unsere Tiefe finden müssen.
Da kommt der Ruf.
Jetzt ist die Zeit.
Wacht auf, wacht auf und seid bereit.
Das Spiel von mein und mir ist vorbei.
Sieh da, ein Licht
aus himmlischem Reich
leuchtet gnadengleich
aus jedem Gesicht.
Ik Ong Kar Sat Nam Siri Wahe Guru.
Die innere Liebe entfalten.
Auf dem Pfad des Selbst uns halten.
Das Gefühl in Gefühlen finden.
Unsere Anmut und Würde ergründen.
Ein Wissen wie das Weltall so weit,
wirksam noch jenseits von Raum und Zeit.

But I also know that love is the power.
It's the Guru's blessing and God's merciful shower.
In joy we are happy and in sadness we find it.
In Bliss we enjoy it, with courage we grind it.
Small atoms move in their trinity dancing.
Love is the power.
Infinite beauty romancing.

There is a calling
And now is the time
To awaken from the rhythm of me and mine.
There is a light shining bright throughout all God's space,
And it shines through everyone by His grace.
Ek Ong Kar Sat Nam Siri Wahe Guru.

(Yogi Bhajan in ‚Game of Love' - page 188)

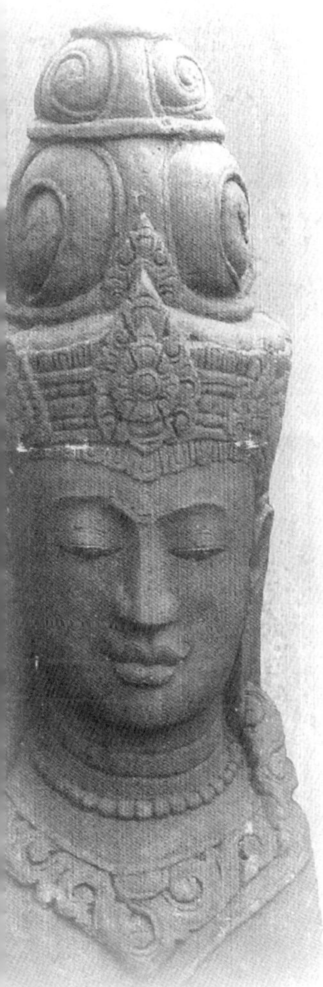

Da kommt der Ruf.
Jetzt ist die Zeit.
Wacht auf, wacht auf und seid bereit.
Das Spiel von mein und mir ist vorbei.
Sieh da, ein Licht
aus himmlischem Reich
leuchtet gnadengleich
aus jedem Gesicht.
Ich weiß es, Liebe ist die Himmelsmacht.
Segen des Guru, Gottes gnädiger Schauer.
Freude macht glücklich.
Trauer macht klug.
Seligkeit, höchster Genuß.
Mut macht endlich alles gut.
Kleine Atome tanzen in Dreieinigkeit.
Liebe ist die Himmelsmacht,
Verliebter Schönheit Zauberzeit.
Da kommt der Ruf.
Jetzt ist die Zeit.
Wacht auf, wacht auf und seid bereit.
Das Spiel von mein und mir ist vorbei.
Da ist ein Licht aus himmlischem Reich,
Leuchtet gnadengleich aus jedem Gesicht.
Ik Ong Kar Sat Nam Siri Wahe Guru.

The Shield of Innocence

...Innocence and nobility
Are the radiant body of you.
And as you grow in life,
It grows along with you.
But you never took care of it.
You never valued its true price.
This is the only one thing in the world
Which can make a man a christ.

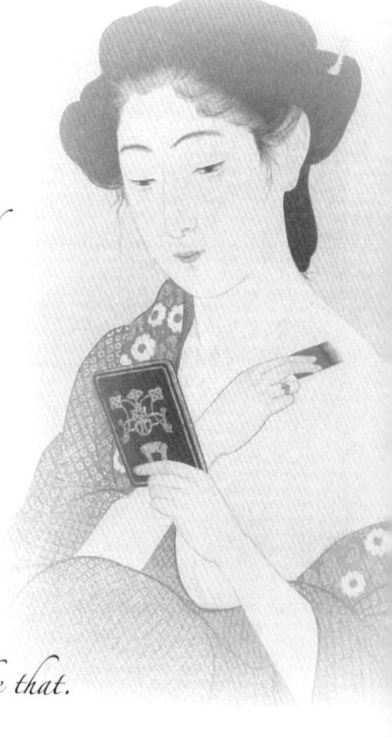

Look, my darling ones,
At the noon of summer sun.
Nobody can even look at it,
With a cannon or a gun.
It's bright; it's radiant.
It's beautiful; it has light.
The shield of innocence protects you like that.
It always makes you right.
If you want to live as happy and you want to live in peace,
You must learn from the bright noon sun
Not to lose your shield.

(Yogi Bhajan in ‚Game of Love' - page 86)

Der Schutz der Unschuld

Unschuld und Würde
haben deinen strahlenden Geistkörper gewebt.
Er wächst mit dir,
während du durch dies' Leben gehst.
Du hast ihn nicht beachtet.
Du hast ihn nicht verstanden.
Er allein kann einen Menschen in Christus verwandeln.

Ihr Lieben, schaut euch mittags die Sommersonne an.
So hell ist sie, so licht,
so strahlend, so warm.
Unmöglich sie auch nur anzusehn.
Eure Unschuld schützt euch genau so schön.
Wollt ihr ein friedvolles, glückliches Leben,
lernt, euch mit einem
Schild der Unschuld
zu umgeben.

The sound of Love

„I am the sound of someone
and someone else is my sound.
Creation is my whole world
And the creative world is my instrument
– music bound.
Your love is my living life
and your love is my only secret around.
Oh Yogi, my Self, has come in total ecstasy.
I have become the sound of God
and God has become my sound."

from „ The Game of Love

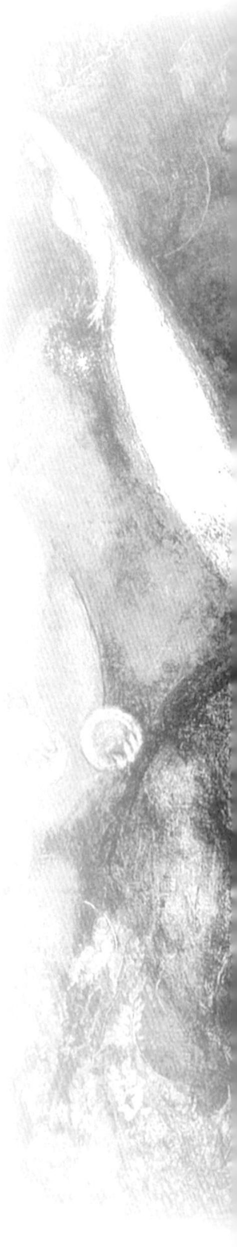

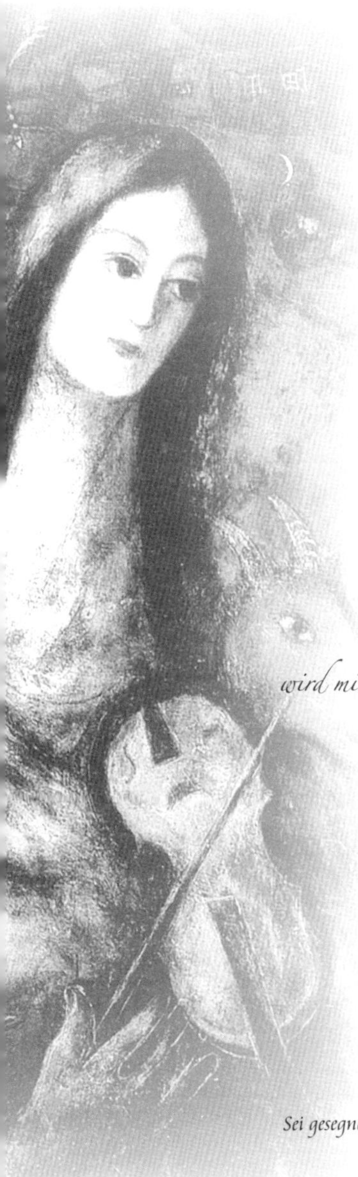

Der Klang der Liebe

„Du bringst meinen Ton zum Schwingen.
Ich lasse dein Lied erklingen.
Schöpferisch ist alles, was ich bin,
Schöpfung, mein Instrumentarium.
Deine Liebe - mein lebendiges Leben
wird mich immer mit deinem Geheimnis umgeben.
Yogi, mein Selbst schwingt in Seligkeit
klingt in Gottes Unendlichkeit
und Gott selbst ist mein Ton."

Friedrich Hölderlin (1770 - 1843)
Die Liebe

„Ehret nur die Seele der Liebenden(...)
Sei gesegnet, oh sei, himmlische Pflanze, mir mit Gesange gepflegt,
wenn des ätherischen Nektars Kräfte dich nähren,
und der schöpferische Strahl dich reift.
Wachse und werde zum Wald! Eine beseeltere vollentblühte Welt.
Sprache der Liebenden sei die Sprache des Landes,
ihre Seele, der Laut des Volkes!"

I long to belong

I long for you.

I long for you to belong.

Life' living life

A living song.

From you I come,

To you I go-

Sometimes fast,

Sometimes slow.

I long to belong.

(Yogi Bhajan in ‚Game of Love' - page 3)

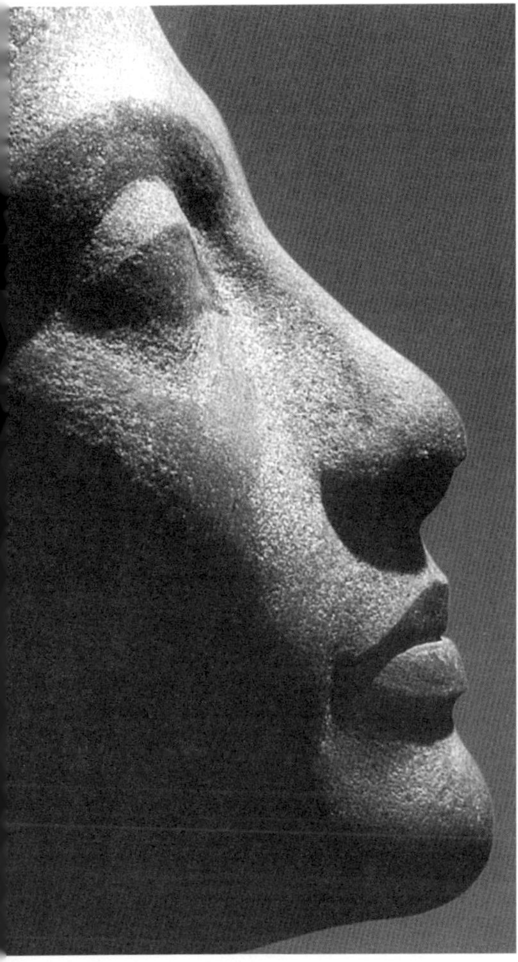

Zu Dir

Ich möchte zu dir,
Gehören zu dir,
Lebendiges Leben,
Leben in mir,
Lebensgesang.
Ich komme von dir.
Ich gehe zu dir.
Es dauert so lang.
Ich möchte wieder
gehören zu dir.

Ten Qualities of Love

1. Love is blind. It never sees anything.
2. Love is infinite.
What you hear is not worth anything.
What is worthwhile
You don't need to hear.
3. Love is in silence and deep sound.
It has no word.
4. When you are in love, you neither see,
Nor hear, nor speak.
5. Experience your partner as yourself.
6. Within yourself lies the grace –
Which you can feel in the projection of your mate.
7. Love is amalgamation – not adjustment.
8. Love is sublimation –not a gross understanding.
9. Love is distillation – not a relation of feelings
and emotions.
10. Love is a consciousness and intelligence.
It is living in another being and experiencing your Self."
If you can even understand these ten points,
than feel that You are married. You are married in love.

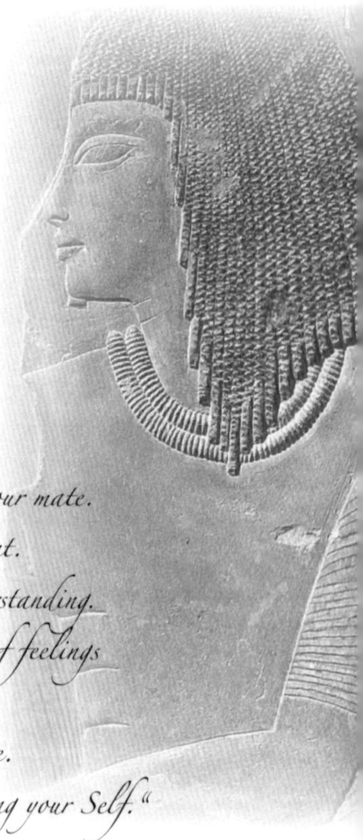

(Yogi Bhajan in ‚Game of Love' - page 247)

10 Qualitäten der Liebe

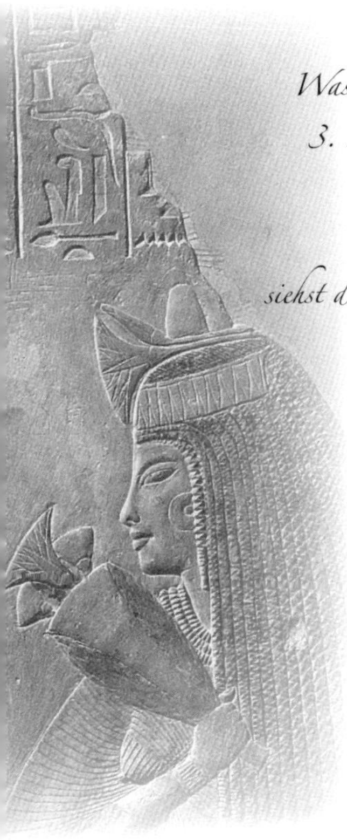

1. Liebe ist blind. Sie sieht nichts.
2. Liebe ist grenzenlos.
Was du hörst, ist bedeutungslos.
Was Bedeutung hat, brauchst du nicht zu hören.
3. Liebe passiert im Schweigen und tiefem Ton.
Sie hat keine Worte.
4. Wenn du liebst ,
siehst du nicht, hörst du nicht und sprichst du nicht.
5. Erfahre deinen Partner als dich selbst.
6. Aus dir kommt die Anmut,
die du in den Augen des Geliebten siehst.
7. Liebe ist Vereinigung
– nicht Anpassung.
8. Liebe ist Vergeistigung
– keine allgemeine Übereinkunft.
9. Liebe ist Destillation
– keine emotionale Beziehung.
10. Liebe ist Bewusstheit und Intelligenz.
Ineinander leben und sich Selbst erfahren.
Kannst du diese 10 Punkte wirklich verstehen,
dann empfinde dich als verheiratet, verheiratet mit der Liebe selbst.

Love
(Prem)

Love is an Ocean, endless and unfathomable.
Love is the constant churning of the butter of the Nam.
Love is the endless taste of the Infinite.
Love, Oh Love! Is the strength of God.
Love is the life support of the Soul.
Love makes the world go around.
In Love lives the Lord of the Universe.
Love's devotion makes you radiant.
Love is only understood by the lover.
The lover enjoys the ecstasy of the Infinite.
Love is the Union, and deep meditation.
The whole Universe is made of Love.

Oh Yogi! Love God!
And lovingly sing His loving praises,
For whoever loves God as the Doer of everything,
Escapes the pain of death.

Love, Oh Yogi! is what you are!
So chant Sat Nam and Sat Kartar!

(Yogi Bhajan in ‚Furman Khalsa' - Page 171)

Liebe

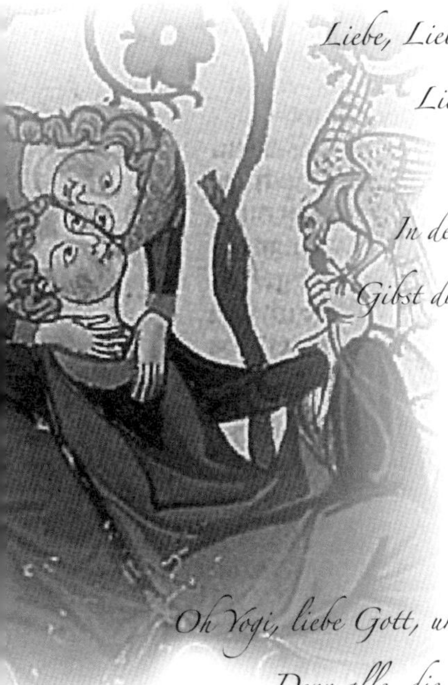

Liebe ist endlos, unergründlich wie der Weltenozean.
Liebe gibt niemals auf, bis sie das Gold im Sand entdeckt.
Liebe schmeckt immerwährend nach Unendlichkeit.
Liebe, Liebe ist Gottes allerstärkste Macht.
Liebe ist der Seele Lebensrettungsring.
Liebe bewegt die ganze Welt.
In der Liebe lebt der Meister des Alls.
Gibst du Liebe, erstrahlt dein Lebenslicht.
Liebe verstehen nur Liebende.
Liebende baden in Seligkeit.
Liebe ist Einheit, Meditation.
Liebe gebar das Universum.
Oh Yogi, liebe Gott, und singe voll Liebe Sein Liebeslied!
Denn alle, die Gott lieben, als den, der alles tut,
entkommen den Schmerzen von Geburt und Tod.
Liebe, Yogi, das ist es, was du immer warst!
So chante ‚Sat Nam' und ‚Sat Kartar'!"

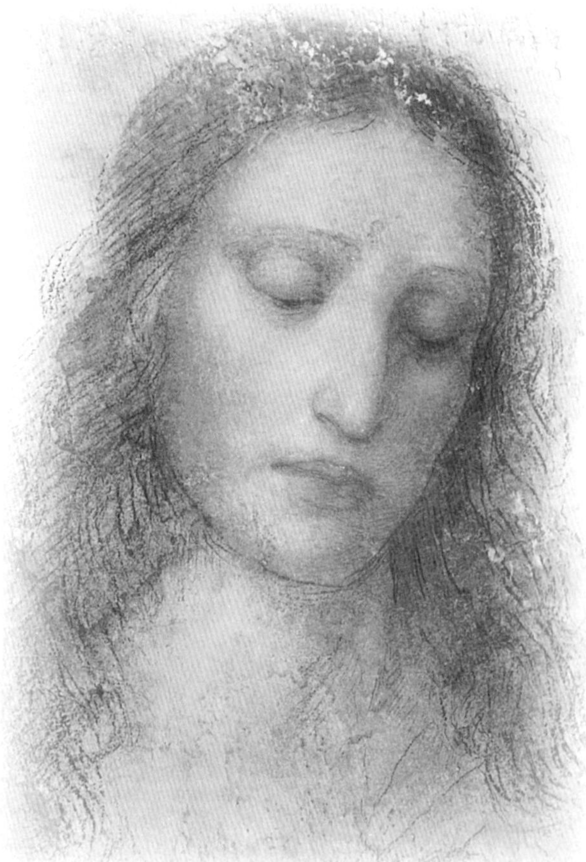

Love

(Piar)

I am God's Beloved,
I am never separate from Him.
Hold me close, Oh my Love!
For I am Love Itself.

Liebe

Ich bin Gottes Geliebte,
Niemals getrennt von Ihm.
Halt' mich, halt' mich meine Liebe,
da ich doch selber Liebe bin.

(Yogi Bhajan in ‚Furman Khalsa' - page 133)

The Law of Love

Love gives you the power to merge from finite to infinity.
Love gives you the power to trust from nothing to everything.
Love gives you power –
The most powerful prayer between you and your Creator.
Love gives you vastness, as vast as there can be.
Love gives you the hold and the experience
And the touch of your own infinity.
As beautiful as there can be.
Love is that surrender.
When you surrender at the Lotus Feet of the Master
You become the Master.
When you become the Master you surrender your universe to the Universe.
Then you become divine.
When you surrender your Divinity to the Infinity, you become Infinite.
This is the law of love.

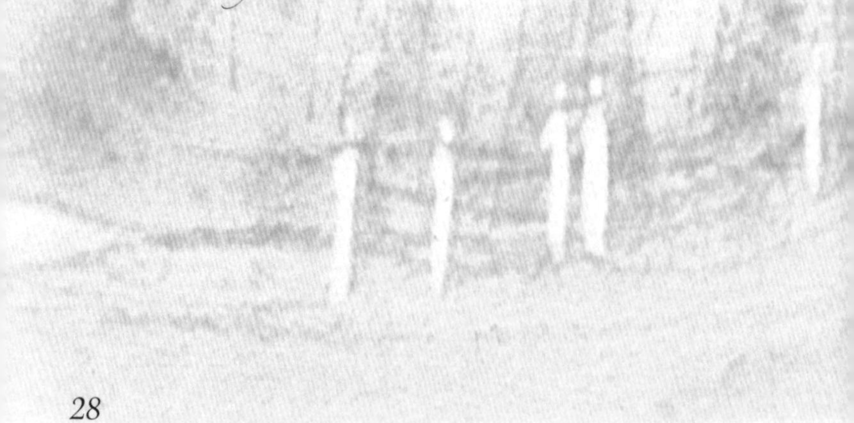

Das Weg der Liebe

Liebe schenkt uns die Kraft Eins zu sein,
fügt uns Endliche in Unendliches ein.
Liebe schenkt uns die Kraft zu glauben,
mit nichts in der Hand dem All zu vertrauen.
Liebe schenkt uns die Kraft zu beten,
direkt mit dem Schöpfer in Verbindung zu treten.
Liebe macht uns weit, weit, weit.
Liebe schenkt Halt, macht uns bereit
zu erfahren, unendlich und schön zu sein.
Von Liebe berührt,
geb ich mich dem Meisterplan hin -
Finde zu den Lotusfüßen des Meisters,
daß ich selbst Meister bin.
Ich schenke mein Universum dem Universum hin,
werde leuchtend und
übergebe mein Licht der Lichtfülle
mit der ich immer verbunden bin.
Das ist der Weg der Liebe.

The Fulfillment of Love

On thy youth I have graced my love.
But thy youth has not trusted my grace.
Though victory has been with me many times,
But even in victory, I have lost the race.
Though you live in my every thought,
Fulfillment of love is my only space.
O Yogi, I have found God in my total Self,
And now on every human I bestow Love's Grace.

(Yogi Bhajan in ‚Game of Love' - page 5)

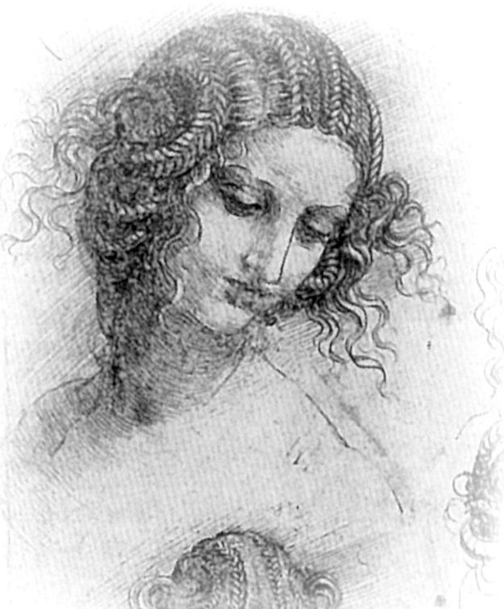

Der Liebe Erfüllung

Auf deine Jugend sank anmutig meine Liebe,
doch deine Jugend traute meiner Anmut nicht.
Obwohl mich der Erfolg so oft begleitete,
gewann ich dieses Rennen nicht.
Auch wenn du in jedem Gedanken bist,
bleibt die Erfüllung der Liebe meines Lebens Licht.
Oh Yogi, ich weiß jetzt, dass Gott in mir ist,
und grüß' die Anmut der Liebe in jedem Gesicht.

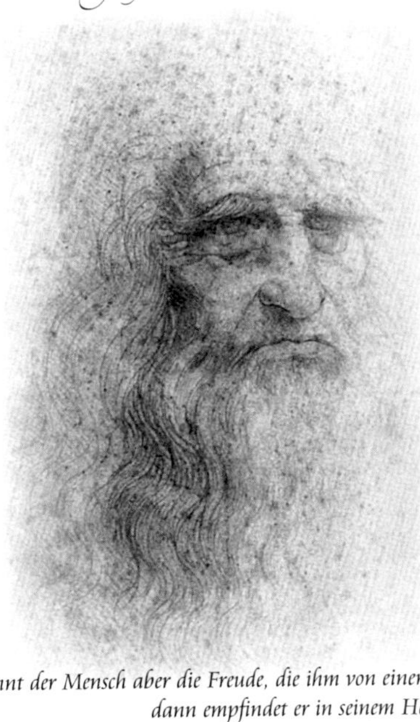

Hildegard von Bingen
„Über die Liebe"

„Erkennt der Mensch aber die Freude, die ihm von einem anderen entgegenkommt,
dann empfindet er in seinem Herzen ein großes Entzücken.
Denn dann erinnert sich die Seele, wie sie von Gott geschaffen ist."

Making Love

Though you may wash and perfume it a thousand times,
How can a corpse smell sweet?

If you're not making love with God right now,
What joy can you really gain from all happiness,
love and laughter?

(Yogi Bhajan in ‚Furman Khalsa' - page 141)

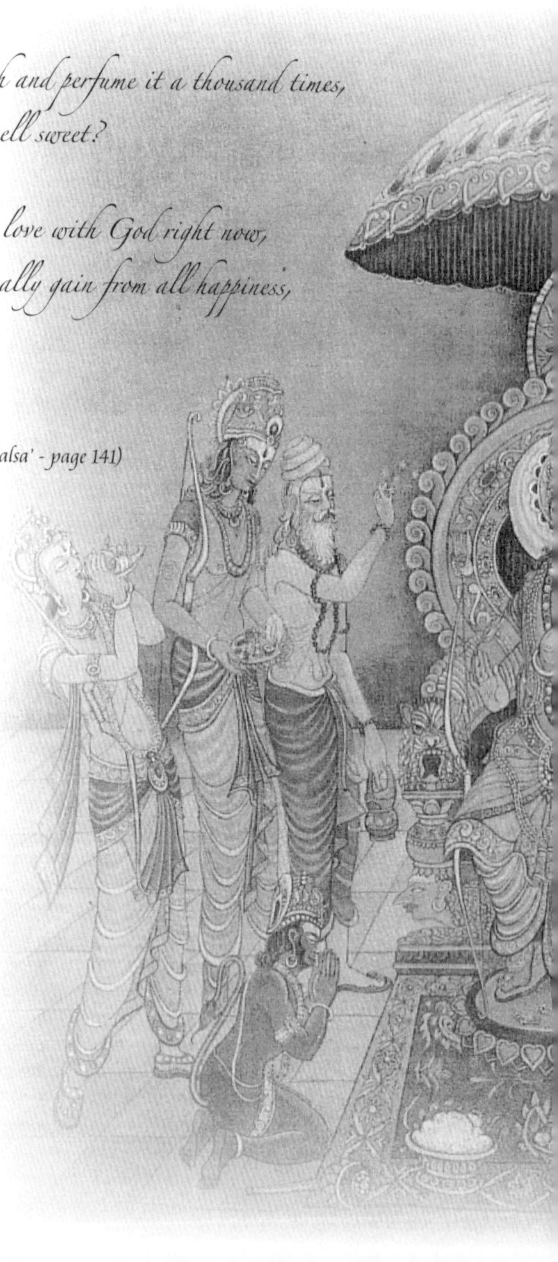

Liebe machen

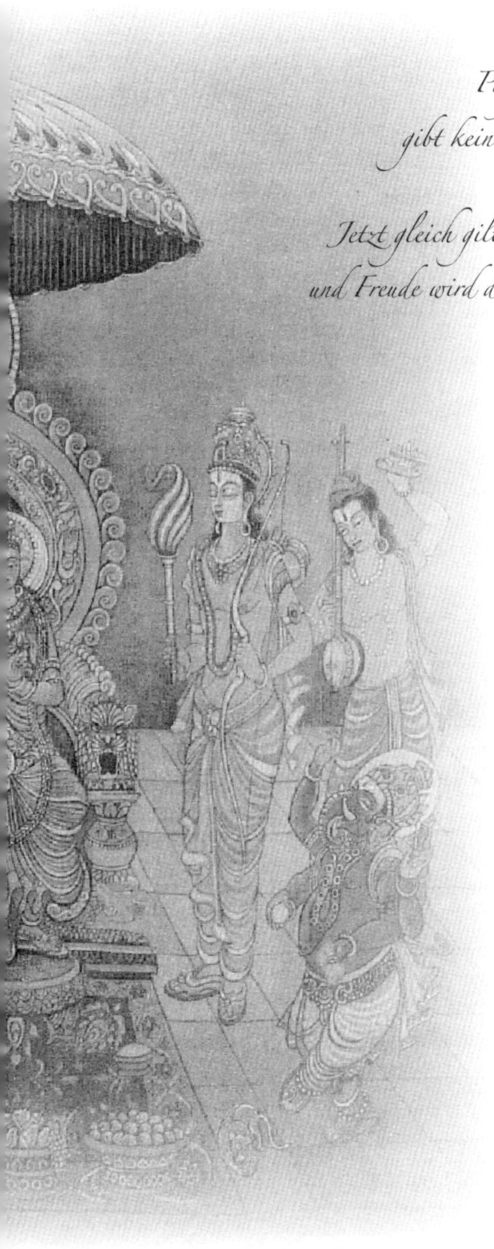

Parfümieren, Ölen, Cremen,
gibt keiner Leiche Duft und Leben.

Jetzt gleich gilt's mit Gott Liebe machen,
und Freude wird das Leben, Lieben, Lachen.

Relationships

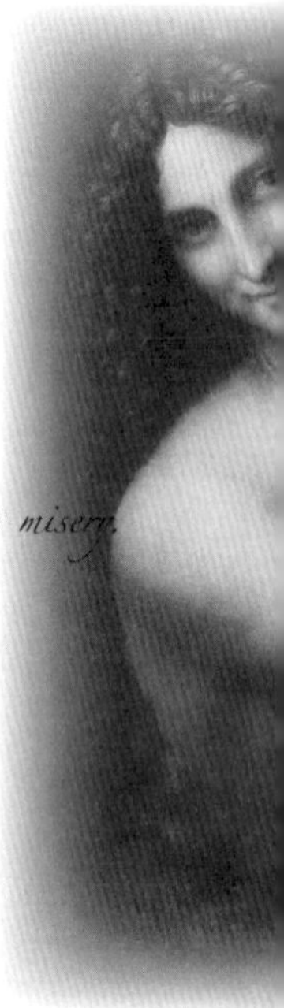

All relationships are based on wisdom.
All relationships are maintained by love.
All relationships are nurtured by selfless service.
All selfless service comes out of wisdom.
Whosoever breaks this cycle – lives in pain, loneliness & misery.

When relationships break, when relationships fail,
We suffer and agonize, rant and rail.
„How could it happen? Who is to blame?"
We live in misery, loneliness and pain.
Limited egos are bound to conflict.
Egos destroy relationships quick.

For any relationship to be a success, certain conditions have to be met:
1. Wisdom is the base, relationships start here without wisdom disaster is nea
2. Love is the sustainer, serves to maintain, overcomes adversity, sorrow and p
Love is giving 100 per cent – not „yours and mine" or „What will I get?"
3. Selfless Service comes next, to nurture and grow, relationships thrive,
when both people know. Without thought of reward, pleasure or gain.
Each gives to the other over and over again.
4. Selfless Service comes out of Wisdom, the Cycle is done
When separate entities truly are one – that's Relationship!
Only the wise understand the above: It takes Wisdom to serve
and Wisdom to love. (Yogi Bhajan in ,'In the Name of the Cosmos')

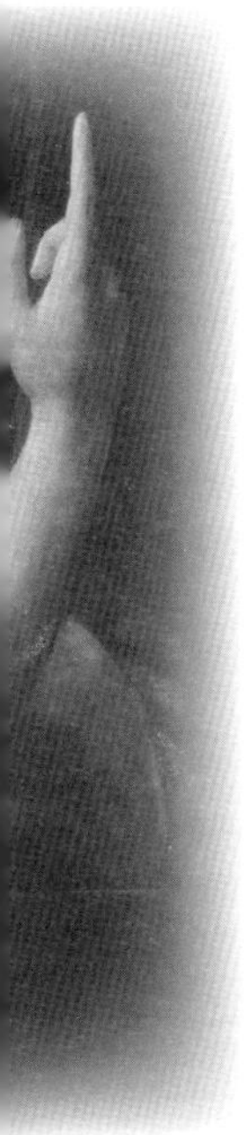

Beziehungen

Alle Beziehungen beruhen auf Weisheit.
Alle Beziehungen leben von Liebe.
Alle Beziehungen werden genährt von selbstlosem Dienen.
Alles selbstlose Dienen kommt von der Weisheit.
Wer diesen Zyklus bricht, lebt in Schmerzen, Leid und Not.

Wenn Beziehungen enden, Beziehungen brechen,
leiden wir quälen uns, beginnen schlecht zu sprechen.
Wie konnte es passieren? Wer hat die Schuld?
So leben wir in Schmerzen, Leid und Not.
Egos führen zu Konflikten, die Beziehung ist tot.
Soll eine Beziehung erfolgreich sein, muss sie Bedingungen erfüllen:
1. Weisheit ist ihre Basis, ist ihr Grund.
Ohne Weisheit kommt die Beziehung schnell auf den Hund.
2. Liebe erhält sie, ist ihr täglich Brot,
ist stärker als Schicksal, Sorgen und Not.
Liebe ist 100% Geben, kennt kein ‚mein' oder ‚dein'.
3. Selbstlos Dienen ist der Boden, auf dem Beziehungen gedeihen.
Sie blühen auf, wenn beide geben, nicht denken „Was rieg'ich ?"
4. Selbstlos Dienen kommt von Weisheit, der Zyklus ist verwirklicht.

Sind getrennte Wesen wirklich vereint, ist die Beziehung gediehen.
Doch es braucht Weisheit, um zu dienen, und Weisheit, um zu lieben.

The Beloved

(Prem-ka)

When I joined myself to Truth
I got drenched with color that never fades!
The rythm of my breath became the very sound of God's Name.
And sitting perfectely in Chardi Kalah, the True Guru took me by th
My burning desires:
My attachement, greed and pride all vanished.
My lust and passion, my flaming anger were all destroyed
When the True Guru held my hand.
I perfected the Yoga of Sat Nam,
Divine Radiance filled my Destiny.
My master showed me the invisible Path
And, merged in Light, my Lotus bloomed.
Light flowed everywhere... Effortlessly!
I became the Beloved, when I learned how to love.
Oh People, I became majestic and God came to live within me.
Beloved, I became the Beloved.
It just happened. God did it.
When I joined myself to Truth
I became filled with Light. Inside... Outside...
Light and more Light! Drenched with Light...
The True Guru held my hand.

(Yogi Bhajan in ,Furman Khalsa - page 101)

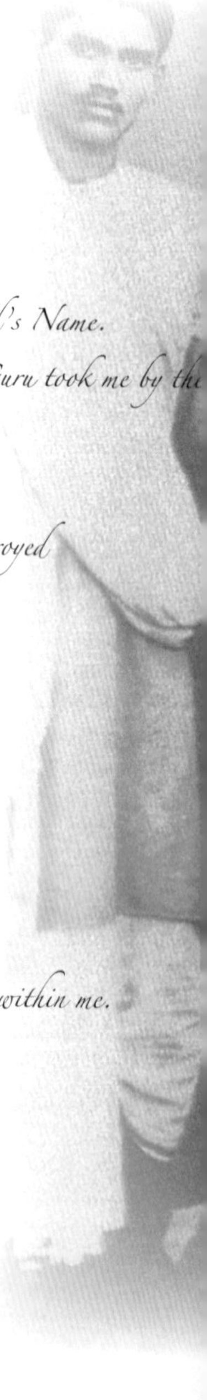

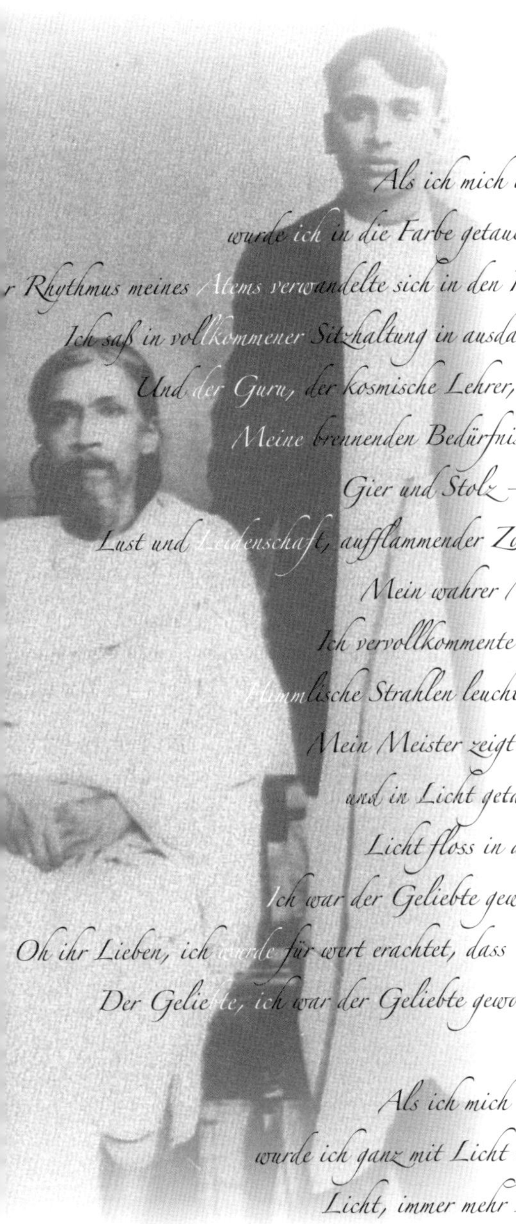

Der Geliebte

Als ich mich in die Wahrheit versenkte,
wurde ich in die Farbe getaucht, die niemals verbleicht.
r Rhythmus meines Atems verwandelte sich in den Klang von Gottes Namen.
Ich saß in vollkommener Sitzhaltung in ausdauernd heiterem Gleichmut.
Und der Guru, der kosmische Lehrer, nahm mich bei der Hand.
Meine brennenden Bedürfnisse, meine Abhängigkeiten,
Gier und Stolz – alle waren verschwunden.
Lust und Leidenschaft, aufflammender Zorn – alles war vernichtet,
Mein wahrer Meister hielt meine Hand.
Ich vervollkommente den Yoga von ‚Sat Nam'.
Himmlische Strahlen leuchteten durch mein Schicksal.
Mein Meister zeigt mir den unsichtbaren Pfad
und in Licht getaucht, erblühte mein Lotus.
Licht floss in alle Räume… Mühelos.
Ich war der Geliebte geworden und lernte zu lieben.
Oh ihr Lieben, ich wurde für wert erachtet, dass Gott kam und in mir lebt.
Der Geliebte, ich war der Geliebte geworden. Es passierte einfach.
Gott hat es getan.
Als ich mich in die Wahrheit versenkte,
wurde ich ganz mit Licht erfüllt – innen und außen.
Licht, immer mehr Licht, in Licht geflutet…
der wahre Guru hielt meine Hand.

The Faithful Wife *(Patibrataa)*

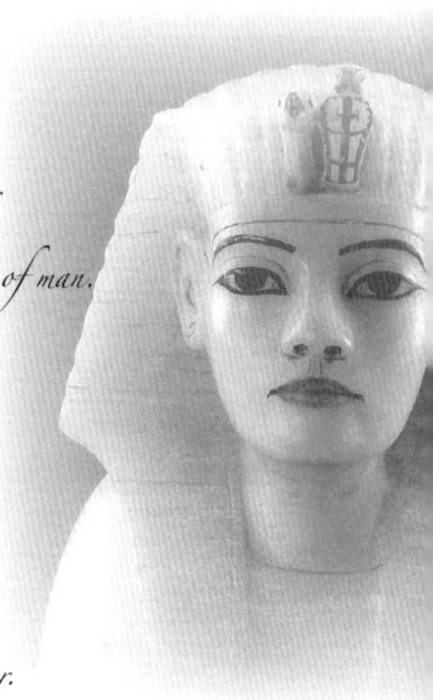

Woman is the soul mate of man.
Woman is the essence of cozy homes.
Woman is the ruler of the inner domain.
Woman is the primal creator of beings.
Woman is the honor of all mankind.
Woman is the Dharma and integrity of man.
All men are born out of a woman.
And into a woman the man merges.
From out of a woman Avatars are born.
Woman is the creativity of the world.
Woman is the Royal Seal of integrity.
Woman is the essence of all technologies.
Woman is the primal meditative prayer.
Woman takes care of the entire world.
Woman is the nucleus, the interplay and the banner.
Woman is the queen of the household.
Woman is unknowable and unfathomable.
Woman is the powerful flow of Shakti.
From woman the Lights of God are born.
By a woman's prayer all doubts are destroyed.
When a woman becomes Khalsa she loses her doubts & draws near to
Woman is the Divine Mother, the Goddess Supreme.
She is the science of Shakti and Bhakti.
The Faithful Wife is honored by God
And merges with the Supreme Light of Brahm.

(Yogi Bhajan in ,Furman Khalsa - page 65)

Die spirituelle Frau

Die Frau ist die Seelenpartnerin des Mannes.
Die Frau ist der innere Raum des Hauses.
Die Frau regiert das innere Reich.
Die Frau ist Schöpferin der Lebewesen.
Die Frau trägt die Ehre aller Menschen.
Die Frau verkörpert das Dharma, menschliche Integrität.
Alle Männer wurden von Frauen geboren,
und wollen wieder eins werden mit ihr.
Die Frau schenkt den Heiligen Leben.
Die Frau hat alle Kreativität zu geben.
Die Frau ist das Siegel der Integrität.
Die Frau ist Essenz der Technologien.
Die Frau ist erstes meditatives Gebet.
Die Frau kümmert sich um die ganze Welt.
Die Frau ist Ursprung, Zwischenspiel, Botschafterin.
Die Frau ist die Königin der Heimat und der Herzen.
Die Frau ist unbegreiflich, unergründlich.
Die Frau ist Kraftstrom der Shakti.
Die Frau bringt Gottes Licht in die Welt.
Das Gebet der Frau löscht alle Zweifel.
Als Khalsa wird eine Frau sie selbst und lebt in Gottes Nähe.
Die Frau ist die göttliche Mutter, höchste Göttin.
Sie ist die Wissenschaft von Bhakti und Shakti.
Die spirituelle Frau wird von Gott erhoben,
wird eins mit Brahmas reinstem Licht.

A Woman's Mind

The Lover thinks of how to please her Beloved,
and know Him deep inside of her.

What does the flirtatious one know of this?
She cannot fathom the true depth of Love.

Der Geist einer Frau

Die Liebende möchte den Geliebten erfreuen
und weiß ihn tief im Inneren von sich.

Was wissen denn die Flirtenden davon?
Sie erfassen die Tiefen der Liebe nicht.

(Yogi Bhajan in ‚Furman Khalsa - page 69)

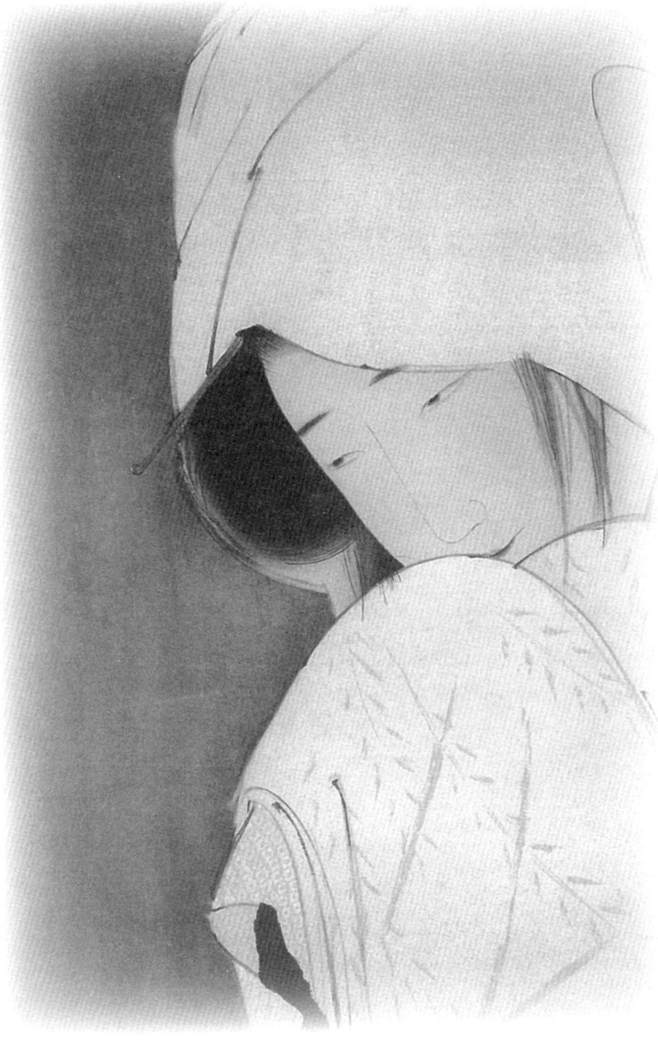

The Cave of the Seed

(Bij Gupha)

Captivated by the woman's smell
The pranas and apanas merge,
Blood flows to the chakra of seed,
And its power and strength increase.

The breath becomes hot and heavy.
Blood turns into seed.
The woman's organs are wet with love's juices.
Churning...
The song of delight is sung.

The woman's womb opens
To draw the seed within,
and then the Seed Cave closes.

Thus woman becomes a Mother Divine,
and sings the Praises
of the Giver of All Life.

From within the Cave of Seed,
All human beings are born.

(Yogi Bhajan in ,Furman Khalsa - page 75)

Im Sanctum des Samens

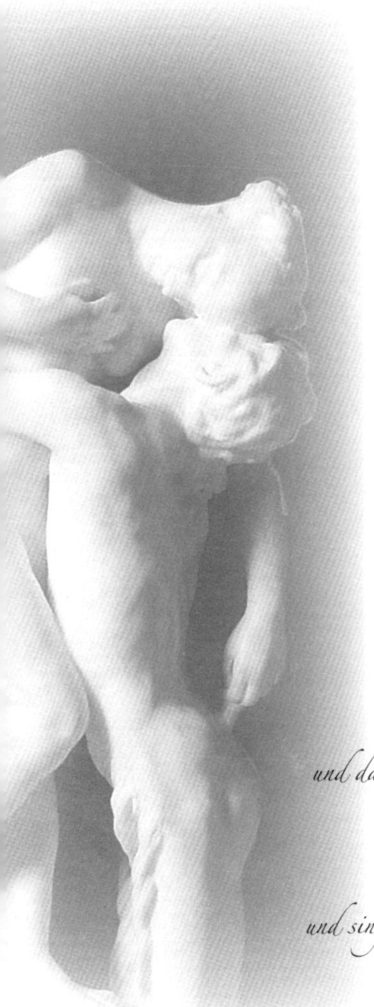

Gefangen im Geruch der Frau
verschmelzen Pranas und Apanas.
Blut fließt in das Samen-Chakra,
und seine Kraft und Stärke wächst.

Heiß und heftig wird der Atem.
Blut wandelt sich in Samen.
Nass sind die Organe der Frau
mit den Säften der Liebe.
Rhythmische Bewegungen singen
das Lied des Entzückens.

Es öffnet sich der Schoß der Frau,
um den Samen in sich hinein zu ziehen
und dann schließt sich das Sanctum des Samens.

So wird die Frau eine heilige Mutter,
und singt den Lobpreis des Gebers allen Lebens.

Aus dem Inneren des Sanctum des Samens
wurde allen Menschen das Leben gegeben.

The Cave of Divine Knowledge
(Gyan Gupha)

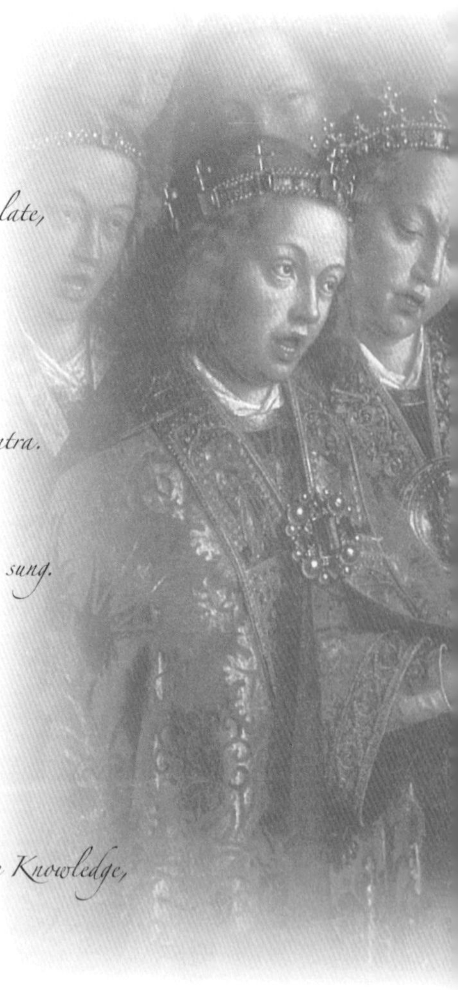

Over the tongue,
The bellows of breath,
Plays the Naad.

From the dance of tongue and palate,
The seed of Gurmantra is born.

Out of the Guru's mouth,
The cave of Divine Knowledge,
Comes the Naad of the Gurmantra.

The tongue churns...
The eternal song of Har Har is sung.

Uttering the Gurmantra,
Pranas merge at the Navel,
And with the Great Lock,
The Tenth Gate opens wide.

From within the Cave of Divine Knowledge,
God Himself is born!

(Yogi Bhajan in ,Furman Khalsa - page 77)

Das Sanctum des heiligen Wissens

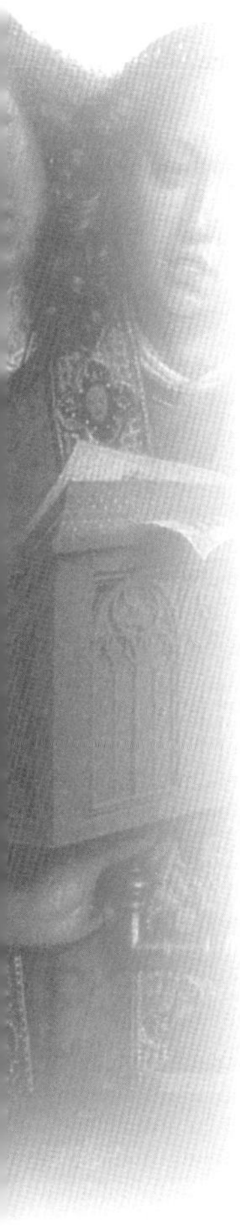

Spielerisch formt der Atem-Blasebalg
über der Zunge das Naad.
Im Tanz der Zunge mit dem Gaumen
wird das Mantra des Guru geboren.
Aus dem Munde des Guru,
dem Sanctum heiligen Wissens,
kommt das Naad des Gurumantra.
Es singt der Rhythmus der Zunge
das ewige Lied von ‚Har Har'.
Im Wiederholen des Gurumantras
verschmelzen die Pranas am Nabel.
Und in der großen Verbindung
öffnet weit sich das zehnte Tor.
Aus dem Inneren des Sanctums des heiligen Wissens
wird Gott selbst geboren!

Thomas von Aquin (1225 - 1274)
Über die Lust

„In uns lebt nicht allein die Lust, die wir mit den Tieren gemein haben,
sondern auch die Lust, die wir mit den Engeln gemein haben."

Nobody told me...

...Nobody told me -
The love, The beauty, The trust, The joy
The enjoyment of all the bountifulness of my life,
And my childhood, youth and old age
Are nothing but a part of consciousness.
Nobody told me –
That all the heavens and the hells,
The angels, the demons, and all logic
And psychology and numerology of my whole world,
Is nothing but my consciousness.

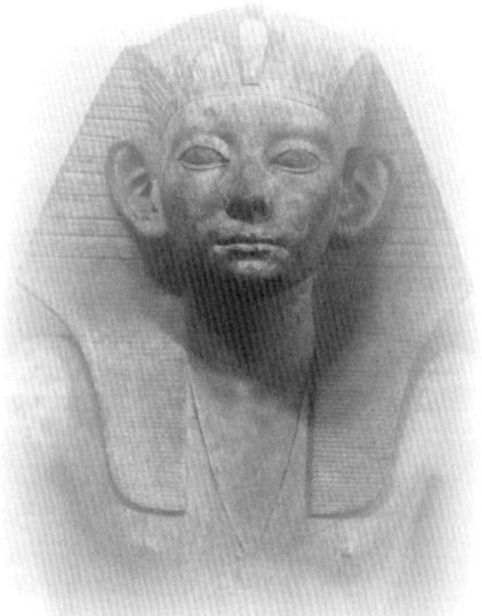

(Yogi Bhajan in ‚Game of Love' - page 14)

Niemand hat mir gesagt...

...Niemand hat mir gesagt,
dass die Liebe, die Schönheit, das Vertrauen und die Freude,
die erfreuliche Fülle meines Lebens,
meine Kindheit, meine Jugend und mein Alter
Teile meines Bewusstseins sind.
Niemand hat mir gesagt,
dass Himmel und Hölle,
Engel und Dämonen
alle Logik, Psychologie und Numerologie der Welt,
nichts sind als mein Bewusstsein.

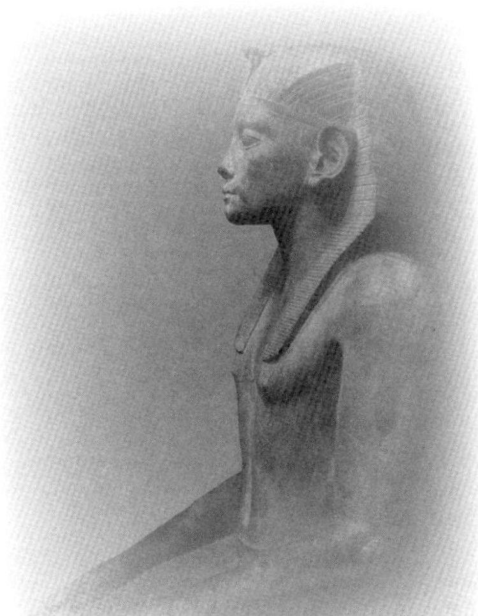

Sutras on Love

„Understanding and humility lead to the perfection of love, and God is love." (32)

„Male and female make a union
and this complete union is the greatest Yoga." (33)

„When a man knows himself, he knows every self.
When a man loves himself, he loves every self." (46)

„Love is a sacrifice, love has no limit.
When it has a limit, then it is no love."(47)

from the „Teachings of Yogi Bhajan

„Verständnis und Demut vervollkommnen die Liebe,
und Gott ist Liebe.“

„Mann und Frau bilden eine Einheit.
Sie zu vervollkommnen ist der höchste Yoga.“

„Kennt ein Mensch sich selbst, kennt er jedes Selbst.
Kann ein Mensch sich selber lieben, kann er alle lieben.“

„Liebe ist eine Opfergabe, Liebe ist grenzenlos.
Sollte sie an eine Grenze kommen, ist es keine Liebe.“

Sutras on Love

„Why can't you love everybody?
You have no tolerance.
You have to learn to hold your temper.
You have to learn not to slander.
You have to learn to have patience.
You have to learn to be humble." (36)

„Sacrifice is the beginning of every love.
One must subject one's self in order to receive an object.
How many of us can subject ourselves." (48)

„Warum können wir nicht alle lieben?
Wir haben keine Toleranz.
Wir müssen lernen.
Lernen, Emotionen im Zaum zu halten;
Lernen, nicht mit Worten zu verletzen.
Lernen, lernen, geduldig zu sein.
Lernen, lernen, demütig sein."

„Hingabe ist der Anfang jeder Liebe.
Man muss sich hingeben können, um jemand zu empfangen.
Wer von uns aber kann sich selbst so lösen?"

Sutras on Love

„God means total creativity, but the power of love is beyond that.
Why? Because all of creativity is the offering of love.
Total existence is based on love.“ (40)

„Love is a self-sacrifice.
Love is the experience within one's self of one's own selflessness;
that's why love is God.
No one can explain love, because love is ecstasy.
Love is the essence of an ever-longing devotion.
Love does not change. If love changes, it is not love.“ (45)

„Gott ist totale Kreativität,
aber der Liebe Macht geht noch darüber hinaus.
Denn Kreativität ist nur Ausdruck, Darbietung der Liebe.
Alles Existierende ist aus Liebe geboren."

„Liebe ist eine Opfergabe.
Liebe ist die Erfahrung meiner Selbstlosigkeit in mir Selbst;
Aus diesem Grund ist Gott Liebe.
Niemand kann die Liebe erklären, denn Liebe ist Ekstase.
Liebe ist die Essenz immer verlangender Hingabe.
Liebe ändert sich nicht. Würde sie sich ändern, wäre sie keine Liebe."

Shabistari (1288 - 1340)

„Wenn du frei sein möchtest von dir selbst, kehre ein in der Taverne der Liebe.
In diesem Heiligtum ist Egoismus ketzerhaft. Nur Liebende ohne Furcht können eintreten.
Nur hier kann sich der Vogel deines Atems ein Nest bauen und ausruhen
in der Hand des Geliebten."

„Man cannot live without love,
he must love and also he must be loved.
Love is the highest fulfillment on every level.
When you are recognized, it is an expression of love.
When a present is given to you, it is an expression of love.
When someone communicates to you, it is an expression of love.
When someone smiles at you, it is an expression of love.
All these are expressions of love. But can you be satisfied
with expressions? No, you want to expierience something.
Even when you have physical or verbal or mental intercourse,
are you loved? No.
These are also expressions of love.
Then what is love?
When you feel and experience selflessness within yourself
and you can vibrate for someone,
than you are fulfilled with love.
This is the highest state of individual consciousness;
everything else is beautiful.
These feelings are of so fulfilling beauty,
that we do not have the vocabulary at our command to explain them,
and our inability to explain only tells us,
that these feelings exist like ecstasies.
If you can explain ecstasy, it is not ecstasy." (49)

from the „Teachings of Yogi Bhajan

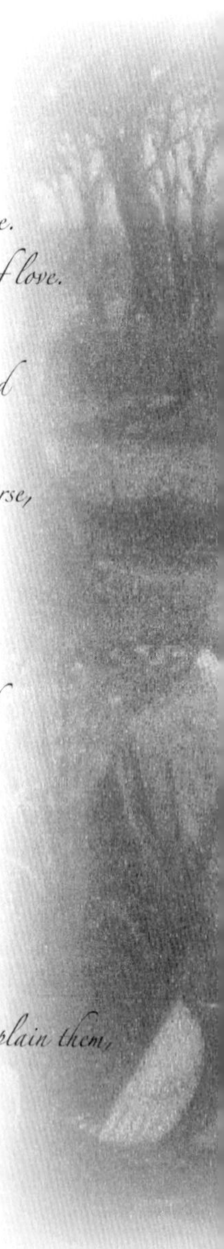

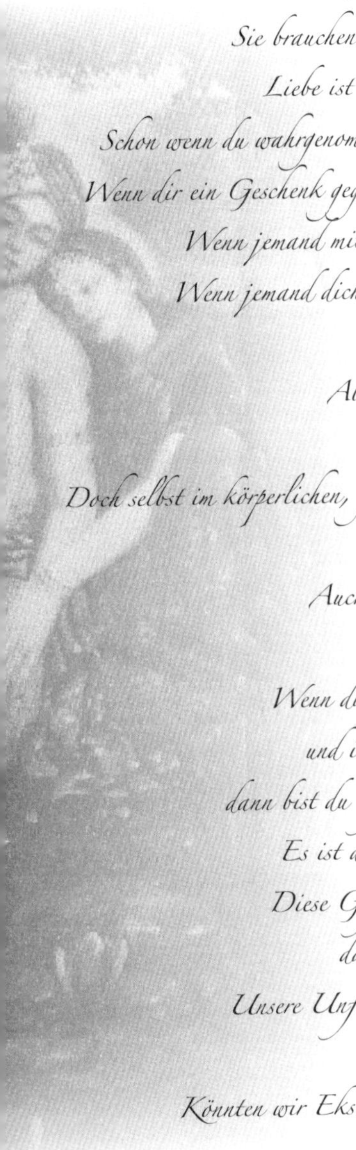

„Menschen können nicht leben ohne Liebe.
Sie brauchen Liebe und brauchen es, geliebt zu werden.
Liebe ist die höchste Erfüllung in jeder Beziehung.
Schon wenn du wahrgenommen wirst, ist es ein Ausdruck von Liebe.
Wenn dir ein Geschenk gegeben wird, ist es ein Ausdruck von Liebe.
Wenn jemand mit dir redet, ist es ein Ausdruck von Liebe.
Wenn jemand dich anlächelt, ist es ein Audruck von Liebe.
All das sind Ausdrucksformen der Liebe.
Aber bist du zufrieden mit Ausdrucksformen?
Nein, du willst Liebe erfahren.
Doch selbst im körperlichen, gedanklichen oder verbalem Akt der Liebe
erfährst du Liebe nicht.
Auch das sind nur Ausdrucksformen der Liebe.
Was aber ist denn Liebe ?
Wenn du in dir Selbstlosigkeit fühlst und erfährst,
und in dieser Schwingung für jemand empfindest,
dann bist du erfüllt von Liebe. Alles ist in Schönheit.
Es ist die höchste Form individuellen Bewußtseins.
Diese Gefühle besitzen solche erfüllende Schönheit,
dass uns die Worte fehlen, sie auszudrücken.
Unsere Unfähigkeit sie auszudrücken, bedeutet uns nur,
dass sie ekstatisch sind.
Könnten wir Ekstase aber erklären, wäre es keine Ekstase."

Sutras on Love

„The sexual union is actually and absolutely divine.
It provides an experience that man can find in any experience,
that of God-consciousness. "(…) (50)

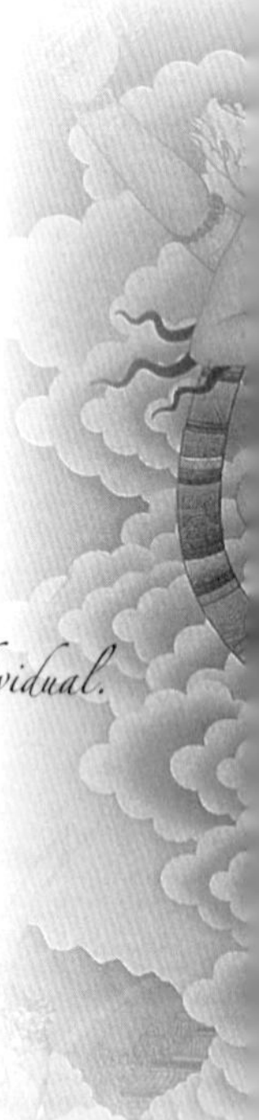

„This most powerful unknown power of the individual
can be realized in one partnership only:
The relationship between male and female.
There is no way you can understand the impact
and the depth of this relationship.
We call it love in practice.
I'm not talking of love in imagination or love of people;
I'm talking of love in action, when man feels for another individual.
It is an attraction of polarities;
one polarity seeks to merge with another,
to create a neutral state of mind.
It is very unfortunate that neither do men know how to do this
nor do women know what it is." (50)

„Love is a righteous duty to the Self and the Surroundings."

(Yogi Bhajan in ‚Relax and Rejoice"' , Vol.1, Page 2)

„Sexuelle Liebe ist in Wirklichkeit vollkommen göttlich.
Sie enthält eine Erfahrung, die wir Menschen auch in jeder
anderen Erfahrung machen können, die von Gottes-Bewusstsein."

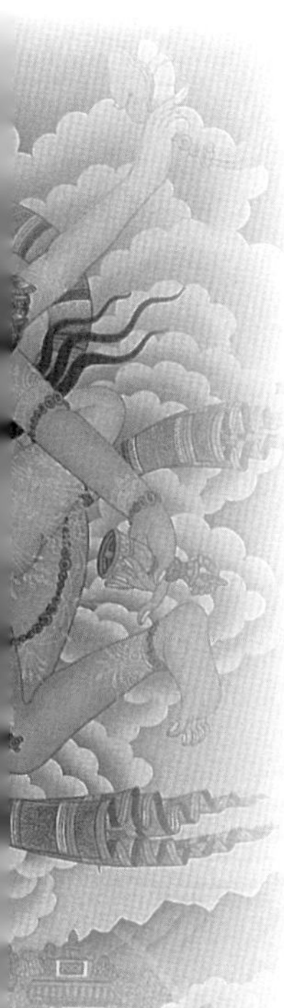

„Die mächtigste unbekannte Kraft des Individuums
kann nur in einer Partnerschaft verwirklicht werden:
In der Partnerschaft von Männlichem und Weiblichem.
Es gibt keinen Weg,
um Tiefe und Wirkung dieser Beziehung zu begreifen.
Wir nennen es verwirklichte Liebe.
Ich spreche nicht über eingebildete Liebe
oder von der normalen Liebe der Leute.
Ich spreche über die verwirklichte Liebe,
die ein Mensch für ein anderes Wesen empfindet.
Es ist eine Anziehung zweier Pole, die sich suchen,
um miteinander zu verschmelzen,
um eine neutrale meditative Geisteshaltung zu erzeugen.
Es ist ein Unglück, dass weder Männer wissen,
wie sie es bewerkstelligen können, noch wissen Frauen, was es ist."

„Liebe ist aufrichtige Pflicht gegenüber uns selbst und der Gemeinschaft."

Sutras on Love

*„The one yoga of all yoga is married life;
a deep understanding of a woman,
a deep understanding of a man,
a deep understanding of human relationship,
coordination, togetherness, coziness of the self and the relationship." (54)*

*„The purpose of the being
is to receive love from the Unknown." (39)*

*„Love is the ultimate state of human behaviour,
where compassion prevails and kindness rules."*
(Yogi Bhajan in ‚Marriage on spiritual path"' page 13)

*„The path of love is simple.
There is no loss and gain."*

(Yogi Bhajan in ‚Temple of Steel' in ‚Furman Khalsa')

„Der eine Yoga in allem Yoga ist der Yoga des ehelichen Lebens;
tiefes Verständnis der Frau; tiefes Verständnis des Mannes;
tiefes Verständnis menschlicher Beziehung,
Zusammenwirken, Zusammensein,
Vertrautheit mit dem Selbst und Vertrautheit miteinander.

„Der Grund unseres Daseins ist es,
Liebe von dem Unbekannten zu ermpfangen."

„Liebe ist der letztendliche Zustand menschlichen Verhaltens,
in dem Mitgefühl gelebt wird und Freundlichkeit regiert."

„Einfach ist der Weg der Liebe,
kennt nicht Gewinn noch Verlust."

Sutras on Love

„You think, if you love somebody, you should be sweet all the time.
Honey diet = die!
If you really love, be direct, innocent and graceful.“

(Yogi Bhajan in ‚Relax and Rejoice“' , Vol.1, Page 1)

„Without love, there's no God.
Without love, there's no spirit.
Without love, there's no prosperity.
Without love, there's no sincerity.
Without love, there's no growth in you.
There is no happiness without love.
Love is the key to everything you are in and you are out,
but not the kind of love you know.“

(Yogi Bhajan in ‚Relax and Rejoice“' , Vol.1, Page 2)

„Love is awareness of Dharma
It comes by living the truth.“

From Furman Khalsa Page 161

„Denkst du, zu lieben heißt immerzu nur süß zu sein?
Wer immer Honig ißt, stirbt schnell daran.
Wirkliche Liebe ist unschuldig, geradeheraus, anmutig und real."

„Ohne Liebe gibt es Gott nicht.
Ohne Liebe gibt es keine Seele und keinen Geist.
Ohne Liebe gibt es keinen Wohlstand.
Ohne Liebe gibt es keine Ehrlichkeit.
Ohne Liebe können wir nicht wachsen.
Ohne Liebe gibt es kein Glück.
Liebe ist der Schlüssel zu allem,
was wir sind-innen und außen.
Aber nicht die Art der Liebe, die ihr kennt!"

„Liebe ist die Bewusstheit des Dharma,*
die entsteht, wenn man die Wahrheit lebt."

(*„Was du für dich tust, ist Karma.
Was du für andere tust, ist Dharma")

„Marriage means to become One.“

„Marriage is not to control each other.
Marriage is not to love each other.
Marriage is not even to live with each other.
Marriage is to be each other.
Anything else is not marriage.
Marriage is a divine institution in which two become one.
To be each other is a promise before God and Guru,
that we should be each other.
That is marriage. (…)
It is a simple, unique sitution, where amalganation takes place.
A new metal comes out of two.
A new ego comes out of two.
A new identity comes out of two.
And it is forever.
It is not only for today, and not for tomorrow.
Everything can come to an end.
Even life can come to an end.
But one thing even God cannot end:
The desire to be One in each other.“

Wedding lecture July,15, 1984

„Ehe bedeutet Eins sein."

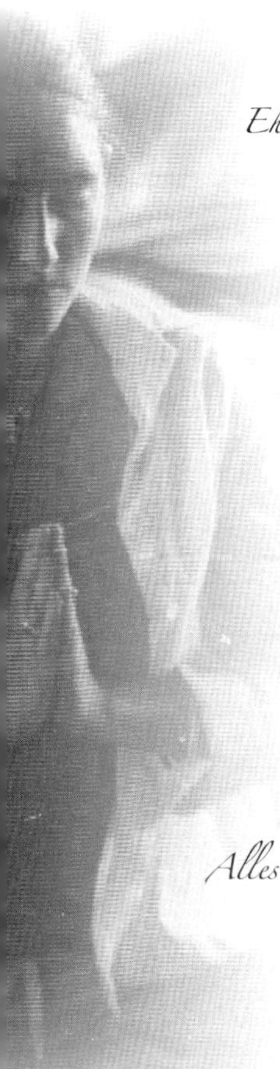

„Ehe bedeutet nicht, einander zu kontrollieren.
Ehe bedeutet nicht, sich zu lieben.
Ehe bedeutet nicht einmal, miteinander zu leben.
Ehe bedeutet einander eins zu sein.
Alles andere ist keine Ehe.
Ehe ist eine heilige Institution, in der zwei eins werden.
Das Versprechen, das wir bei der Hochzeit
Gott und Guru geben, ist,
dass wir einander eins sein wollen.
Das ist Ehe. (…)
Es ist eine einfache, einzigartige Situation.
Es ist eine Amalgamisierung:
ein neues Metall entsteht aus zwei.
Ein neues Ego entsteht aus zwei.
Eine neue Identität entsteht aus zwei.
Und zwar für immer.
Es ist nicht nur für heute und nicht für nur morgen.
Alles kann zu Ende gehen, selbst das Leben hat ein Ende.
Aber eines kann selbst Gott nicht beenden:
Die Sehnsucht, ineinander eins zu sein."

„There is no relationship of marriage, where there is no sacredness."

„If you want to ruin a marriage or a relationship,
create a doubt.
Without sacredness there is no happiness,
there is nothing to look to,
nothing to relate to."

Wedding lecture January,6, 1980

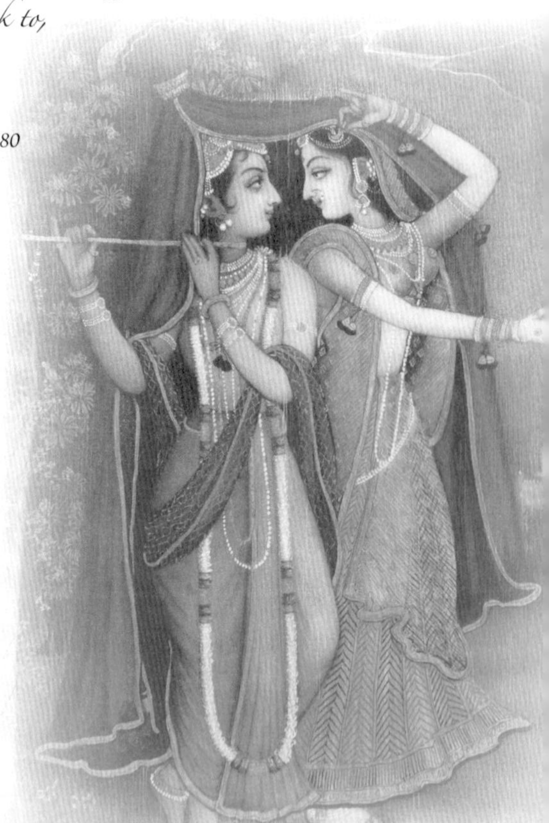

„Es gibt keine Beziehung ohne Heiligkeit."

„Um eine Ehe oder eine Beziehung zu ruinieren,
genügt es, Zweifel zu schaffen.
Ohne Heiligkeit gibt es keine Freude,
nichts worauf du dich verlassen kannst,
nichts woran du dich orientieren kannst."

Soeren Kierkegaard (1813 - 1855)
Der Entschluß

„So ist die Ehe: Sie ist göttlich, denn die Liebe ist das Wunder;
Sie ist weltlich, denn die Liebe ist der tiefste Mythos der Natur.
Die Liebe ist der unergründliche Grund, der im Dunkel verborgen liegt,
der Entschluss aber ist der Sieger, der dem Orpheus gleich die Liebe ans Licht bringt;
denn der Entschluss ist der Liebe wahre Gestalt,
ihre wahre Erklärung, darum ist die Ehe heilig und von Gott gesegnet.
Sie ist bürgerlich, denn durch sie gehören die Liebenden dem Staate
und dem Vaterlande und den gemeinsamen Interesse der Bürger.
Sie ist poetisch, unaussprechlich wie die Liebe selbst;
Der Entschluss aber ist der gewissenhafte Übersetzer,
der die Schwärmerei in das Land der Wirklichkeit übersetzt,
und er nimmt es mit seiner Übersetzung so genau, so genau."

„God dwells in cozy homes"

„The God is in you, find it right there.
In your home God lives.
God dwells in cozy homes.
God doesn't dwell in palaces. Corruption dwells in palaces.
God dwells in coziness. In simpleness.
Holy, holy beggars,
who take from God and eat,
who are simple, who are nice,
who are decent, who are truthful, who are straightforward."

Wedding lecture January,6 1980

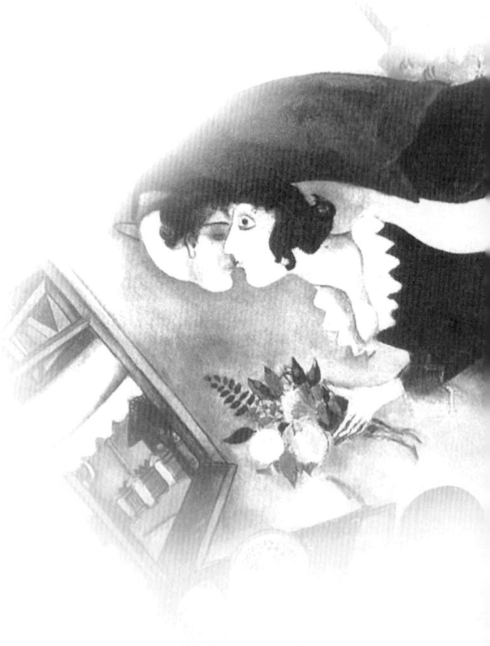

„Gott wohnt in einem gemütlichen Heim"

„Der Gott ist in dir.
Dort kannst du Ihn direkt finden.
Bei dir zu Hause lebt er, in einem gemütlichen, freundlichen Heim.
Gott lebt nicht in Palästen. In Palästen lebt die Korruption.
Gott wohnt in der Geborgenheit, in der Einfachheit des Heims,
bei heiligen heiligen Bettlern, die von Gott nehmen und essen,
die einfach sind, freundlich, ehrlich und gerade heraus."

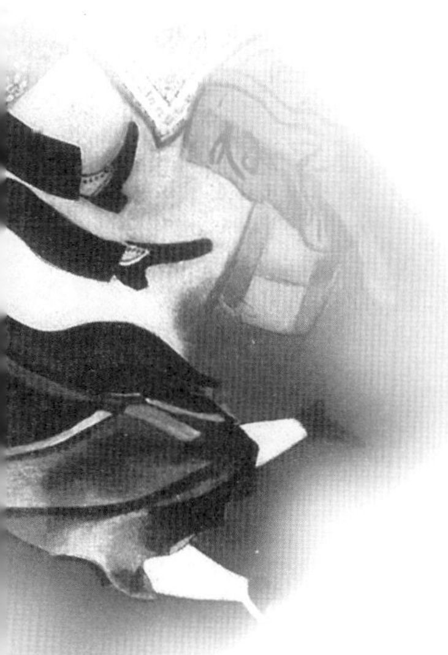

„If you say ‚I love you'"

„The purpose of life is,
that whatever you say, whatever you do
and whatever you are,
these three things put together must prove,
that is it.
If you say, „I love you",
there is no compulsion.
There is no man standing with a gun at your shoulder,
saying, „Go say it.."
Don't say it.
But once you have mistakenly, rightly
or wrongly said „I love you",
then live it. Prove that you have said it.
Because if you say something,
and you cannot live it or can't make it,
than you are acting against the fundamental will of God."

SSSji Wedding Lecture July,4, 1982

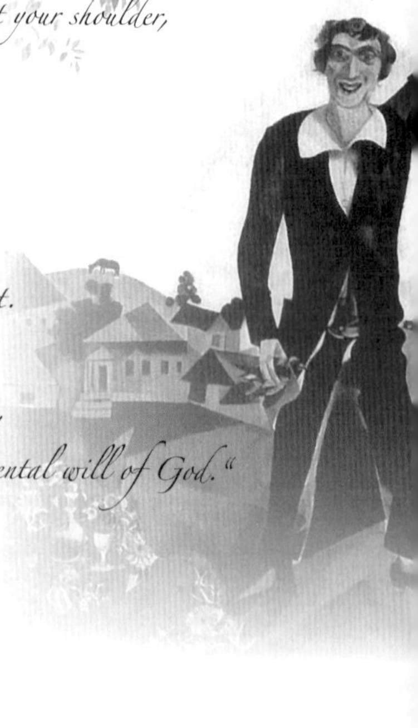

„Wenn du sagst, ‚Ich liebe dich'"

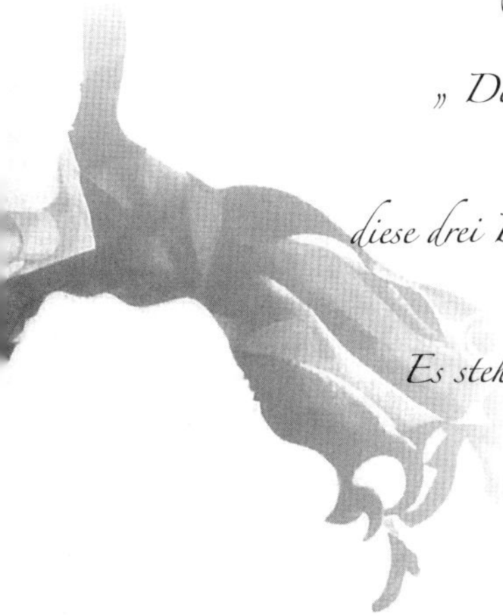

„Des Lebens Sinn muß manifestiert werden.
Was immer du sagst, tust, oder bist,
diese drei Dinge müssen praktisch bewiesen werden.
Es gibt keinen Zwang.
Es steht niemand mit einem Gewehr hinter dir,
der dich auffordert: „Jetzt sag es, los!"
Du musst es nicht sagen.
Aber wenn du einmal aus Versehen,
mit Absicht oder fälschlicherweise gesagt hast:
„Ich liebe dich" – Dann lebe es.
Beweise, dass du es gesagt hast.
Denn, wenn du etwas sagst,
und du kannst es nicht leben oder durchführen,
dann handelst du entgegen
Gottes grundlegendem Willen."

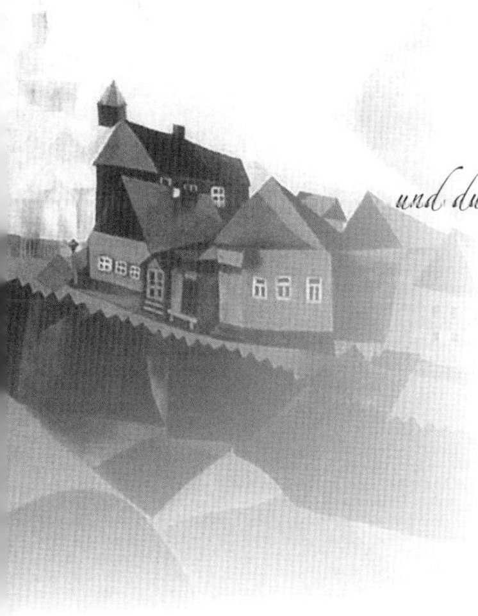

„One Soul in two bodies"

„The Guru's words are very clear.
Don't call them together,
those who just sit together, laugh together, and be together.
Together are those, Nanak, who have one soul and two bodies.
Your sensitivity has to develop to the sophisticated feeling, that
Each one should feel the other one hundret percent.
Thats the simple law of marriage."

Wedding lecture October,10, 1982

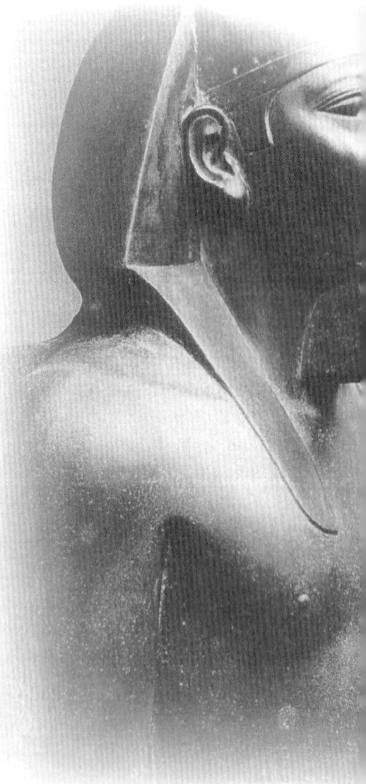

„Eine Seele in zwei Körpern“

„Die Worte des Gurus sind ganz klar:
Nenne nicht die Ehemann und Ehefrau,
die zusammen sitzen, zusammen lachen, zusammen sind.
Zusammen sind jene, sagt Nanak, die in zwei Körpern eine Seele haben.
Unsere Sensibilität muss sich bis zu dem verfeinerten Grad entwickeln,
wo jeder in sich den anderen vollkommen fühlt.
Das ist das einfache Gesetz der Ehe.“

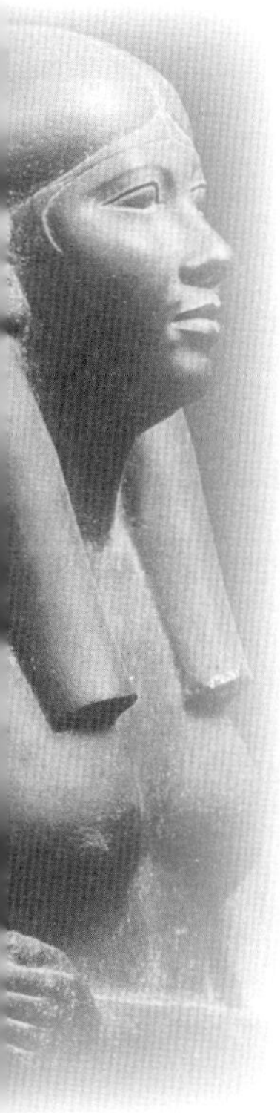

Rabindranath Tagore (1861 - 1941)
Vollkommenes Verstehen
„ Die Liebe selbst ist vollkommenes Verstehen. Nur Liebe ist wahre Freiheit.
Freiheit besteht im Dienen. Die wahre Freiheit ist nicht in der Loslösung;
Sie ist in der tiefen Vereinigung, die vollkommen ist.“

Something to look after

„Everything in life will either widen your scope
or will narrow it.
Marriage is an act in which things are widened to infinity
and narrowed to zero.
There is no way out. This is, what Marriage is. (…)
You can lose life very fast,
and you can lose love very fast.
Every river can dry if there is nothing coming.
Life is not what you think it is.
Life is something to look after,
some thing to keep flowing."

(Wedding Lecture July,4, 1982)

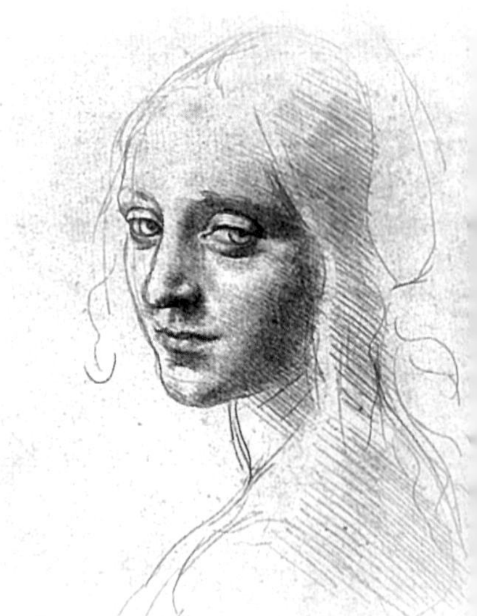

Man muss sich darum bemühen

„Alles im Leben wird entweder unseren Horizont
weiten oder verengen.
Heiraten ist eine Handlung, in der alles
bis in die Unendlichkeit geweitet wird
und verengt wird auf Null.
Es gibt keine Alternative.
Das bedeutet es zu heiraten. (...)
Du kannst das Leben sehr schnell verlieren
und du kannst die Liebe sehr schnell verlieren.
Jeder Fluss kann austrocknen,
wenn kein Wasser mehr kommt.
Leben ist anders, als ihr denkt.
Man muss sich um das Leben bemühen,
um es am fließen zu halten."

Hildegard von Bingen (1098 - 1179)
Die Ehe ist der Garten der Liebe

„Die Ehe ist als ein Garten der Liebe gedacht, den Gott angelegt hat,
und der Mensch ist nun darin der Gärtner,
der dafür sorgen muß, dass dieses Geschenk auch gedeiht.
Er muß darauf achten, dass keine Dürre ihm schadet,
das Faulgewordene herausschneiden,
das Welke wegfegen und nichts aufkommen lassen, was die Harmonie stören könnte.
Nun sieh auch du zu , daß alles grünt."

„Grist ashram, mahan ashram, devi dev pujde".

„Grist ashram", the householder's life is the greatest virtue
of all mankind actions,
because the angels worship to get into it.
And there are certain rules of the grist.
Dedicate whatever you have to God.
Be the keepers of God's divinity,
and be the keeper of God's establishment.
Never own a thing with ego.
To begin with, life is a gift.
Now if life is a gift,
then everything which comes through life
should be always treated like a gift.
And the laws are very simple:
Let your house be open to all.
And let you open your doors in the name of God,
not in your name.
That's the problem.
Wherever the ego gets involved, death comes in."

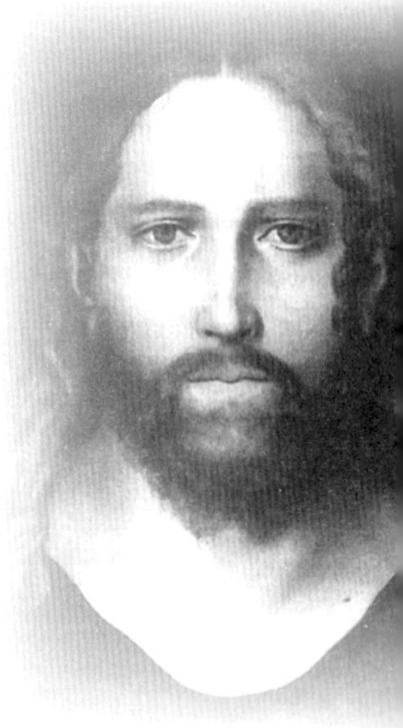

(Yogi Bhajan; Wedding Lecture September,26, 1984)

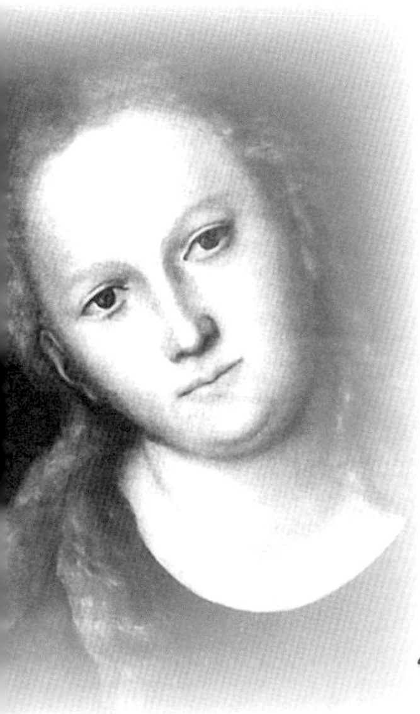

„Ein gemeinsames Leben in einem Heim ist so wertvoll,
dass Engel darum beten, es zu erleben.
‚Grist ashram…'
Es ist die größte Errungenschaft
in der menschlichen Geschichte.
Es gibt dafür bestimmte Regeln:
‚Weiht Gott, was ihr besitzt.'
‚Seid die Hüter Seines Heiligtums.'
‚Seid die Hüter Seines Bundes'
Wollt es nicht mit eurem Ego besitzen.
Das Leben ist das erste Geschenk.
Wenn es aber ein Geschenk ist,
dann sollte, was durch dieses Leben kommt,
auch wie ein Geschenk behandelt werden.
Es unterliegt einem einfachen Gesetz:
‚Lasst euer Haus für alle geöffnet sein.'
Öffnet die Türen im Namen Gottes und nicht in eurem Namen.
Sonst gibt es ein Problem.
Wo das Ego beteiligt ist, kommt der Tod herein."

Marriage is an exalted state of consciousness

*„Marriage is an exalted state of consciousness
where two people practice to become one divine being."*

(Yogi Bhajan; Wedding Lecture March,20, 1987)

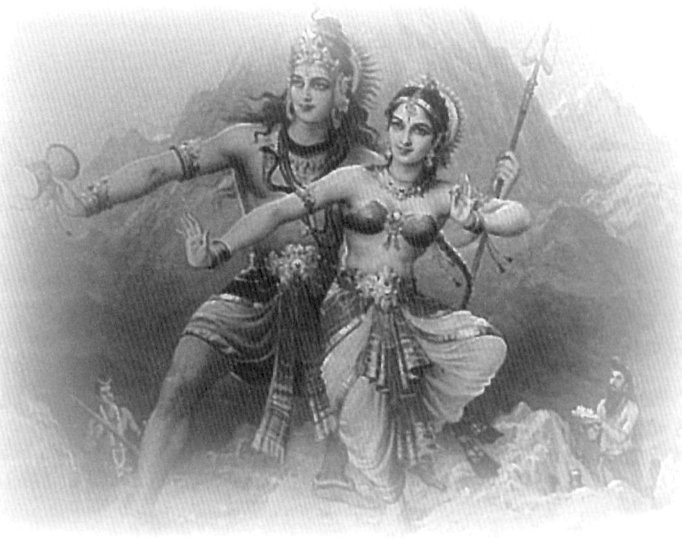

Ehe ist ein erweitereter Bewusstseinszustand

„Ehe ist ein erweiterter Zustand des Bewusstseins,
in dem zwei Menschen zusammenwirken,
um zu einem heiligen Wesen zu werden."

Nikos Kàzantzakis (1883 - 1957)
Was ist Liebe?

„Sie ist mehr als Mitleid und Güte.
Beim Mitleid sind zwei: der Leidende und der Mitleidende.
In der Güte sind zwei: der Gebende und der Nehmende.
Doch in der Liebe ist Einer, zu dem Zwei verschmelzen.
Sie werden untrennbar. Ich und du verschwinden.
Ich liebe, das bedeutet, ich gehe verloren."

A very divine performance

„The womb of the woman is a receptive organ
in which God has to appear.
Many times and as history is my witness,
God has appeared as human and soul,
has conceived through the womb of the woman to give the message of peace and tranquility.
It is the way through which the messengers have come on this earth
to make the earthling look divine.
It is only the male ego and is not a sensual or sexual act.
It is a very divine performance."

(Yogi Bhajan; Wedding Lecture March,20, 1987)

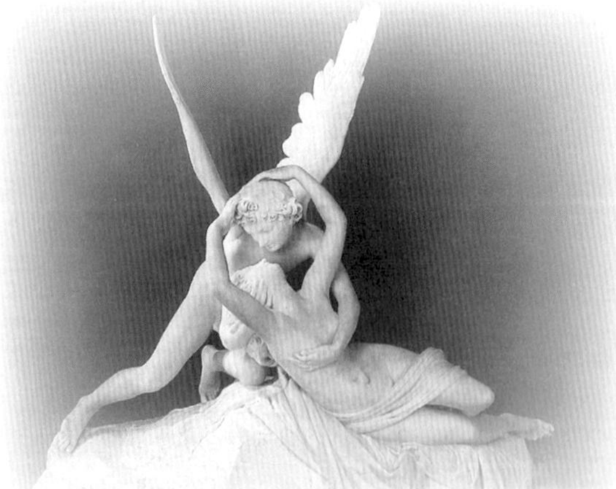

Eine sehr heilige Handlung

„Der Schoß einer Frau ist das empfangende Organ,
durch das Gott in diese Welt kommt.
Die Geschichte ist mein Zeuge:
Viele Male ist Gott als Seele und Mensch erschienen,
wurde im Schoß der Frau empfangen,
um die Botschaft des Friedens und der Glückseligkeit zu verkünden.
Das ist die Weise, auf der die Propheten die Welt betreten,
um die Erdenbürger an ihre Heiligkeit zu erinnern.
Das männliche Ego mag es nicht wahrhaben wollen.
Es ist kein sinnlicher oder sexueller Akt.
Es ist eine sehr heilige Handlung."

Martin Buber (1878 - 1965)
Es gibt keine Sünde

„Es gibt keine Sünde, die uns von Gott trennen könnte.
Alles Körperliche, das reinen Herzens geschieht, ist Gottesdienst."

Can you make God love you?

„A lot of you must be loving God,
but have you created environments of character
and commitment that God can love you?
Sikh Dharma does not teach you how to love God.
Sikh Dharma teaches you how God can love you.
Sikh Dharma does not teach you how to go in heavens,
how to sit on the right side of Him.
Sikh Dharma tells you to become Him.
Sikh Dharma does not ask you to find God.
Sikh Dharma does not ask you to pray to God.
Sikh Dharma tells you, "You are the God.
You are the creation of God.
God dwells in you and you dwell in God."
„Jot sang jotrali."
Light merged with the light.
You are the light."

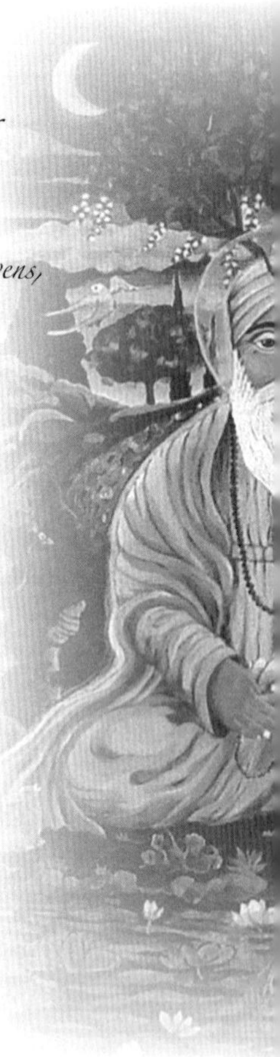

(Yogi Bhajan in ‚1989-The End of the Era' - December,31, 1988)

Was können wir tun, dass Gott uns liebt?

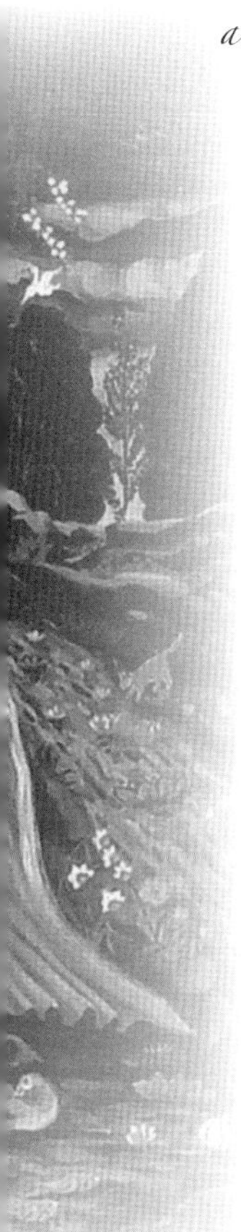

„Sicher, viele von uns lieben Gott,
aber haben wir durch unsere Hingabe und unseren Charakter
eine Situation geschaffen, in der Gott uns lieben kann?
Sikh Dharma lehrt nicht, wie wir Gott lieben können.
Sikh Dharma lehrt, wie es möglich ist,
dass Gott uns lieben kann.
Sikh Dharma lehrt nicht,
wie wir zu Ihm in den Himmel kommen.
Sikh Dharma lehrt, wie wir zu Ihm werden können.
Sikh Dharma lehrt nicht, wie wir Gott finden können.
Sikh Dharma verlangt von uns nicht, zu Gott zu beten.
Sikh Dharma sagt: 'Wir sind Gott.
Wir sind die Schöpfung Gottes.
Gott wohnt in uns und wir wohnen in Gott.'
'Jot sang jotrali.'
Licht ist eins mit Licht.
Wir sind Licht."

From the Goodness of the Heart

„Love is a state of mind and of an identity of the body
in which you know nothing but goodness of the heart
in the strength of the God.
Love is a perpetual nurturing, caring and serving.
You have a relationship.
Love is something, in which you nurture, in which you serve.
If a husband and a wife,
a lover and a beloved,
serve each other rather than control each other,
rather than be at each other,
rather than be under each other,
you know whole world will be a heaven.
And everybody can't serve every part of everybody.
I can serve some parts,
somebody can serve some parts,
and it's all seva.
That is love.
Love is a very realistic service
we render to each other.“

(Yogi Bhajan in ‚Hell is a Male Lunatic Projection' - November,16, 1988)

Aus des Herzens Güte

„Liebe ist ein Bewusstseinszustand, ein Körperbewusstsein,
in dem wir nichts anderes empfinden
als die Güte des Herzens in Gottes Kraftfeld.
Liebe ist ein ununterbrochenes Nähren, Sorgen und Dienen.
Wir sind in einer Beziehung.
Liebe ist, worin wir hegen und pflegen
und fördern, worin wir dienen.
Wenn ein Mann und eine Frau,
ein Geliebter und eine Geliebte
sich gegenseitig dienen,
anstelle sich zu kontrollieren,
anstelle nur miteinander zu sein,
wäre es der Himmel auf Erden.
Nicht jeder kann jedem Aspekt
eines anderen dienen. Ich kann dir
in bestimmter Weise dienen,
jemand anders kann dir
in anderer Hinsicht dienen.
All das ist Seva.
Das ist Liebe.
Liebe ist ein ganz realer Service,
den wir uns gegenseitig schenken."

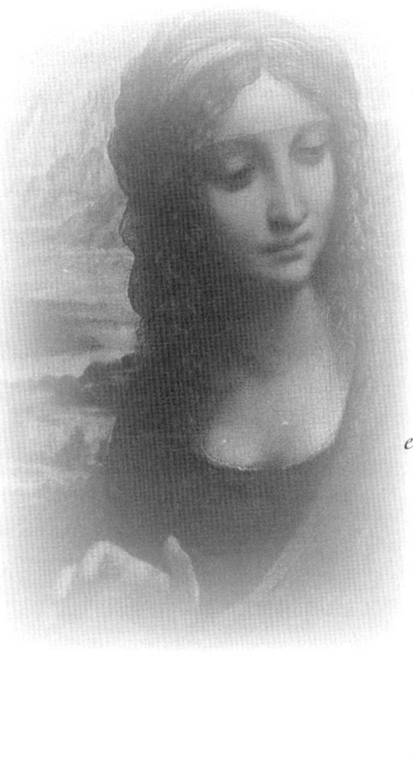

This is love

„Everybody has God's light and it must be lit
by a person's own discipline.
The glass to keep it lit and shining should be kept
by the person's own courage, strength and grit.
I believe it.
I believe this is the love.
I believe everybody has the chance to love one's soul
and every soul has the right to shine
and every shine has to bring light and brightness,
beauty and bountifulness to all,
generation after generation.
You love your children? You do.
They are beautiful.
Isn't that innocent soul in you
also your life child ?
Have you kissed the soul?
Have you hugged the soul?
Have you communicated with the soul in the morning
at the ambrosial hours
when there is absolutely no disturbance?

Das ist Liebe

„Jeder Mensch trägt in sich Gottes Licht.
Allerdings muss es angezündet werden.
Es muss angezündet werden mit der Disziplin eines jeden Menschen.
Das Glas, mit dem wir das Licht vor dem Ausgehen schützen
und zum Leuchten bringen,
ist unser eigener Mut, unsere eigene Stärke, unser Durchhaltevermögen.
Ich glaube daran: Das ist Liebe.
Ich glaube, jeder Mensch hat die Möglichkeit,
seine eigene Seele zu lieben.
Jede Seele hat das Recht zu leuchten
und jeder Strahl bringt Licht, Schönheit
und Entfaltung für alle, für viele Generationen.
Wir lieben unsere Kinder, nicht wahr? Sie sind so schön.
Ist nicht unsere unschuldige Seele ebenfalls unser Kind,
das Kind unseres Lebens?
Haben wir unsere Seele schon geküsst?
Haben wir unsere Seele umarmt?
Haben wir mit unserer Seele gesprochen
in den frühen Morgenstunden,
in der ambrosischen Zeit, in der es keine Störung gibt?

Sadhana is nothing but where a disciplined one, the love,
talks to one's own soul,
is nothing but where one cleans his own mind.
Sadhana is nothing but where one prepares for the day
to become kind and compassionate for everyone,
including the enemies.
If you think you are poor, you are poor
because you do not communicate with your soul,
the source of prosperity,
the source of reality.
If you think you are desperate, you are desperate
because you have no Sadhana.
But when you want to be blissful and bountiful,
you have to have a clear mind,
a mind through which your soul,
your spirit can shine."

(Yogi Bhajan in ‚Sadhana - Communicating With Your Soul')

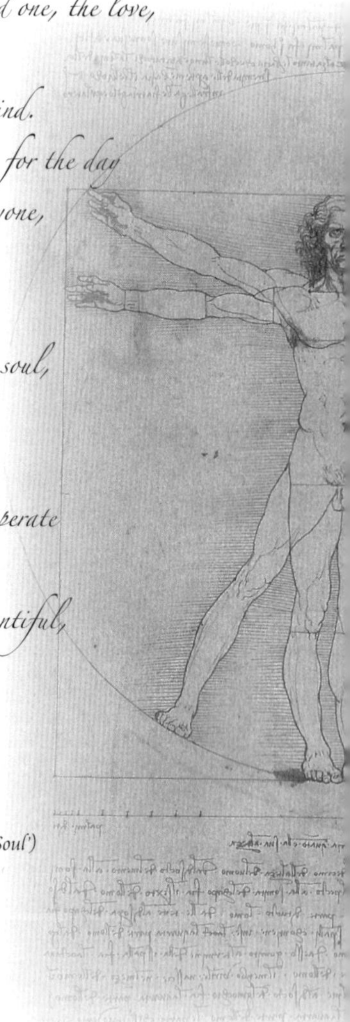

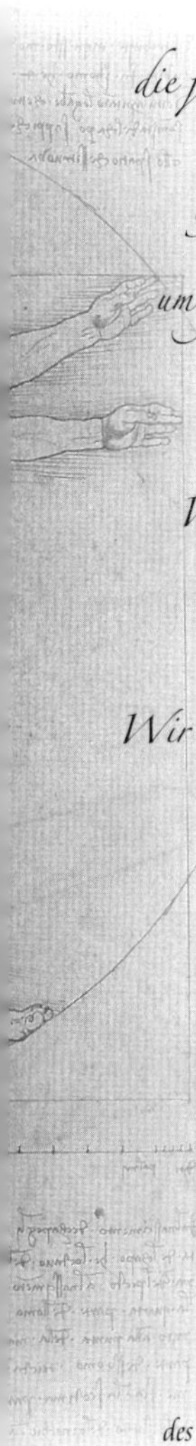

Sadhana ist ja nichts anderes als die Liebe,
die jemand, als spirituelle Disziplin, seiner eigenen Seele schenkt.
Sadhana ist nichts anderes, als den eigenen Geist zu klären.
Sadhana ist nichts anderes, als sich auf den Tag vorzubereiten,
um gegenüber jedem Menschen freundlich und mitfühlend zu sein,
einschließlich unserer Feinde.
Wir denken , wir sind arm.
Wir sind arm, weil wir nicht mit unserer Seele kommunizieren,
der Quelle allen Reichtums, dem Ursprung der Welt.
Wir denken, wir sind verzweifelt.
Wir sind verzweifelt, weil wir keine spirituelle Disziplin ausüben.
Wenn wir erfüllt und beseelt leben wollen,
brauchen wir einen klaren Geist,
durch den unsere Seele, unser Spirit leuchten kann."

Meister Eckhart (1260 - 1328)
An der Tür des Herzens
„Du brauchst Ihn weder hier noch dort zu suchen, Er ist nicht weiter als vor der Tür des Herzens; dort steht Er und harrt und wartet, wen Er bereit finde, dass Er Ihm auftue und Ihn einlasse. Du brauchst Ihn nicht von weither zu rufen; Er kann es kaum erwarten, dass du Ihm auftust. Ihn drängt es tausendmal heftiger nach dir als dich nach Ihm."

Love and Fear

„Love is a process in which ego is lost and infinity is experienced.
There are two forces in this world, love and fear.
But I am asking you a question.
Do you have any idea that, if you will not switch
your potential movement
from fear to at least a neutral understanding -
you have nothing to do with your own life?"

(Yogi Bhajan in „Love and Fear" - June,7, 1989)

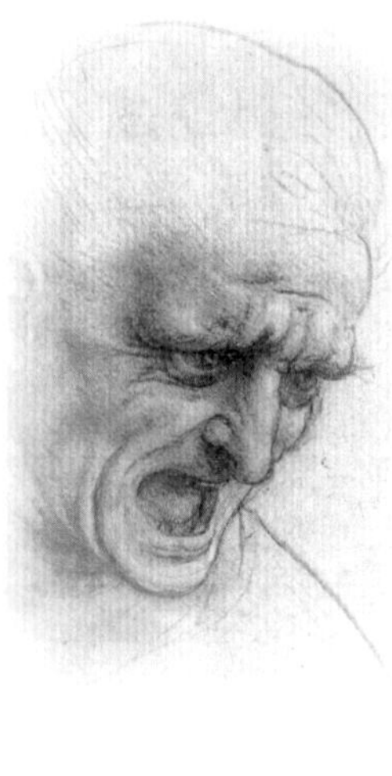

Liebe und Angst

„Es gibt zwei große Kräfte in der Welt:
Liebe und Angst.
Liebe ist ein Prozess,
in dem das Ego sich auflöst
und Unendlichkeit erfahren wird.
Aber ich stelle euch die Frage:
‚Seid ihr euch darüber im Klaren,
dass wenn ihr in irgendeiner Handlung
eure Veranlagung zu Angst nicht wenigstens
in ein Verstehen der Situation verwandeln könnt,
euch nichts in eurem eigenen Leben gehört?'"

Georg Heym (1887 - 1912)
Frühling.

Ein erstes Blühen
In zarten Frühen,
Vom Himmelssaum
Ein Stern noch schaut.
Ein Lerchenschlag
Im stillen Raum,
Weit vor Tag
Und sonst kein Laut.
O Liebe.
(1.657)

Live that

„You love everything? God bless you.
You love your family? God bless you.
You love your Guru? God bless you.
You love God? God bless you.
But you are useless. You are hopeless.
If you do not experience love of Guru, love of God, you will become time bound.
If what I say is, ‚Love of Guru won't work'.
You will question: ‚If my love of Guru won't work, what will work?'
What Guru says, ‚Jo gur ke so kar kamaao' ‚Live that!'"

(Yogi Bhajan in ‚Today you have the Responsibility' - June,6, 1989)

„Lebe es"

„Du sagst ‚Du liebst alles.' ‚Möge Gott dich segnen'.
‚Du liebst deine Familie.' ‚Möge Gott dich segnen'.
‚Du liebst den Guru'. ‚Möge Gott dich segnen'.
‚Du liebst Gott.' ‚Gott segne dich'.
Aber es taugt zu nichts. Es ist hoffnungslos.
Du musst die Liebe des Guru , die Liebe Gottes selbst erfahren.
Sonst ist alles vergänglich, alles vorbei.
Wenn ich sage: ‚Deine Liebe zum Guru ist bedeutungslos',
wirst du fragen: ‚Was ist dann von Bedeutung?'
Was der Guru sagt, ist: ‚Jo gur ke so kar karnaao',
‚Lebe es!'"

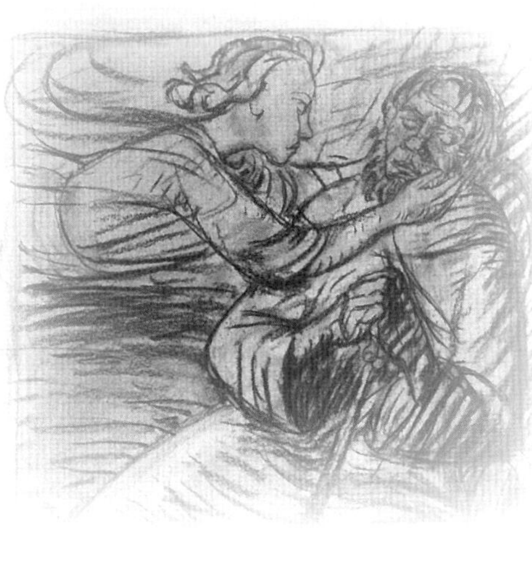

Sangat

„Sangat means San Gat.
Sana, root word is Sana, Sana means love.
Unquestionable love, not the love I love you, you love me,
you brought me rose, I give you a kiss,
I didn't bring the rose, you slap my face.
Love which has no demarcation, no dimension,
love which has no question, no answer.
Sangat, where love, gat means done.
Where love is experienced. Let us meet together,
and love together the God."

(Yogi Bhajan in ,Share With Others' - October,18, 1987)

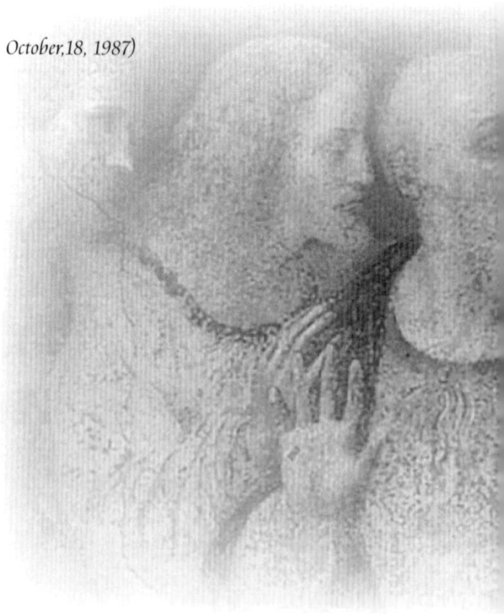

Sangat

„Sangat besteht aus San und Gat.
Sana bedeutet Liebe: bedingungslose Liebe.
Nicht: Ich bringe dir eine Rose und du gibst mir einen Kuß,
Oder: ich bringe dir keine Rose und du schlägst mir ins Gesicht,
nein:
Liebe ohne Grenzen, Liebe ohne feste Form,
Liebe ohne Fragen und Antworten.
Gat bedeutet tun.
In der Sangat wird Liebe praktisch erfahren.
Lasst uns zusammen kommen und zusammen den Gott lieben.“

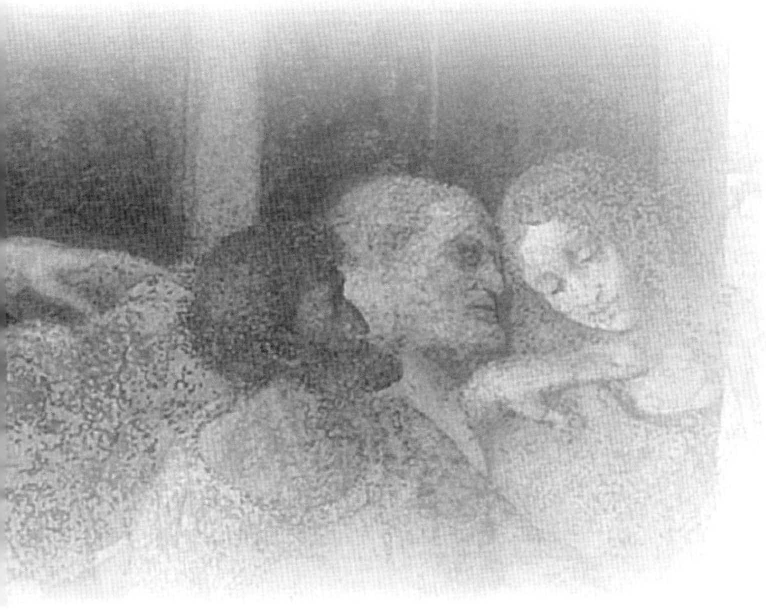

Love is a living process of living sacrifice

„Love is a living process of living sacrifice.
It is only the proportion of love in you,
which gives you the relative proportion of sacrifice.
The proportionate ratio of love gives
you proportionate power to sacrifice.
That's what love does. (…)
You have to have the love of Guru to sacrifice your earth.
You have to have love of heavens to sacrifice earth.
Otherwise, earth will eat you up."

Liebe ist ein lebendiger Prozess- eine lebendige Opfergabe

„Liebe ist ein lebendiger Prozess – eine lebendige Opfergabe.
Soviel Liebe wie in dir ist,
soviel Liebe kannst du geben
als Opfergabe auf dem Altar der Liebe. (…)
Du musst den Guru, den inneren Lehrer, lieben,
um deine Bindungen an die Erde aufzugeben.
Du musst den Himmel lieben, um die Erde hinzuschenken.
Ansonsten ißt sie dich auf.

(Yogi Bhajan in a Lecture from January,31, 1988)

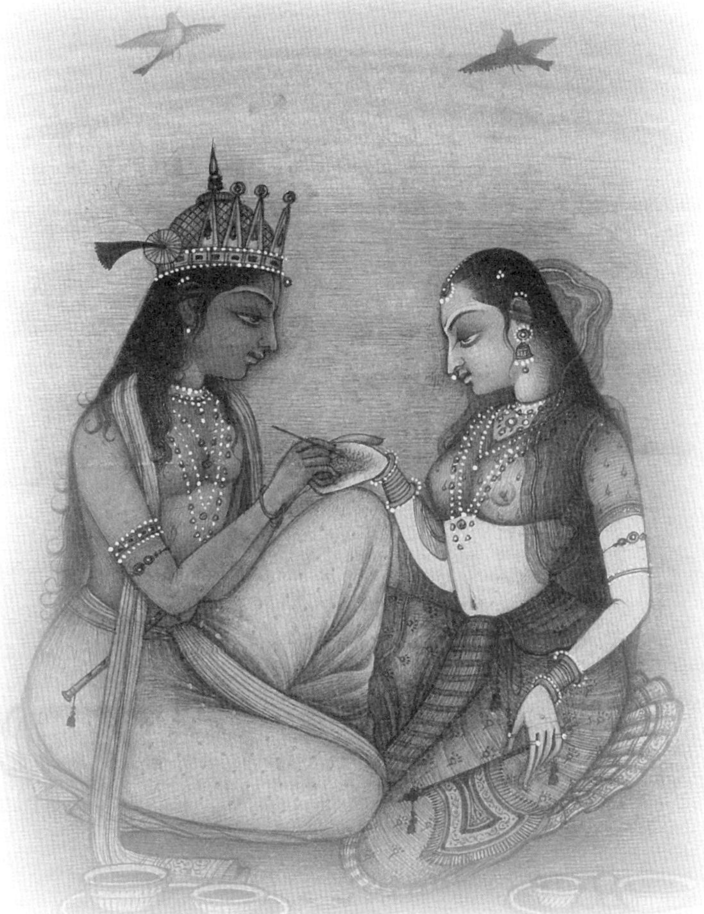

Babies

„Skin lovely, feelings great,
because when you touch somebody's skin, you also touch the subtle body.
When the subtle bodies interlock, it is a great relationship.
When you want to get rid of it, you complete it.
Thank you very much, that's the process.
That's why we make the babies, or we satisfy each other.
We become the babies.
There are two ways the sex gives you,
either create the babies or become the babies.
That's your initiation, in your own reality."

(Yogi Bhajan in a Lecture from January,31, 1988)

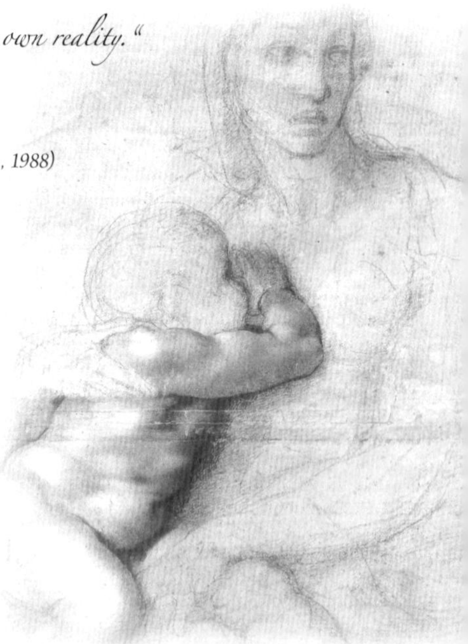

Babies

„Liebliche Haut – feinste Gefühle.
Wenn wir die Haut eines anderen Menschen berühren,
berühren wir den subtilen Körper.
Wenn subtile Körper sich verbinden, entsteht eine tiefe Verbindung.
Wollen wir sie beenden, müssen wir sie vollenden.
Bitte schön, das ist der Prozess.
Darum machen wir Babies oder wir machen miteinander Liebe.
Wir werden zu Babies.
Sex gibt uns zweierlei:
Entweder es produziert Babies oder es macht uns zu Babies.
Das ist die Initiation in unsere eigene Situation."

Osho
„Liebende geben sich nicht einander hin;
sie geben sich dem Unbekannten hin,
das zwischen ihnen geschieht."

To be in love

„You have to decide what price you think life is for you.
Is it real? Then become God.
If it is a joke, then search for God.
May I repeat again, those who are searching, they are never home.
Those who are home, they are not searching.
Those who are searching love do not know what love is.
Those who are in love, they never search."

(Yogi Bhajan in a Lecture from March,6, 1989)

Rumi (1207 - 1273)
When a Man and a Woman Become One

(...) „When a man and a woman become one, that „one" is You.
And when that one is obliterated, there You are. Where is this „we" and this „I"?
By the side of the Beloved. You made this „we" and this „I" in order
that you might play this game of courtship with Yourself,
that all „you's" and „I's" might become one soul and finally drown in the Beloved.
All this is true. Come!. You who are the Creative Word: Be.
You, so far beyond description. Is it possible for the bodily eye to see You?
Can thought comprehend Your laughter or grief? Tell me now, can it possibly see you at all?
Such a heart has only borrowed things to live with.
The garden of love is green without limit and yields many fruits other than sorrow or joy.
Love is beyond either condition: without spring, without autumn, it is always fresh."

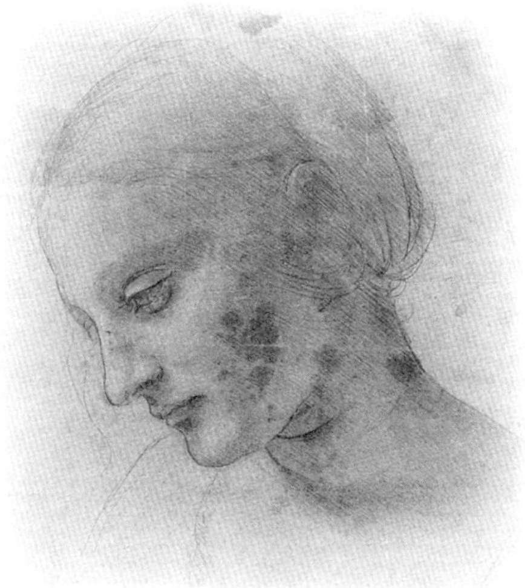

In Liebe leben

„Du musst entscheiden, was dir im Leben wertvoll ist.
Ist es dir ernst, dann geh' Gott zu erfahren,
dann werde Gott.
War es ein Spaß, dann kannst du weiter nach Gott suchen.
Doch lass es mich zum x-ten Male sagen:
Wer sucht, wird nie zu Hause sein.
Wer Liebe sucht, hat Liebe nie erfahren.
Wer liebt, wird keinen Grund zum Suchen haben."

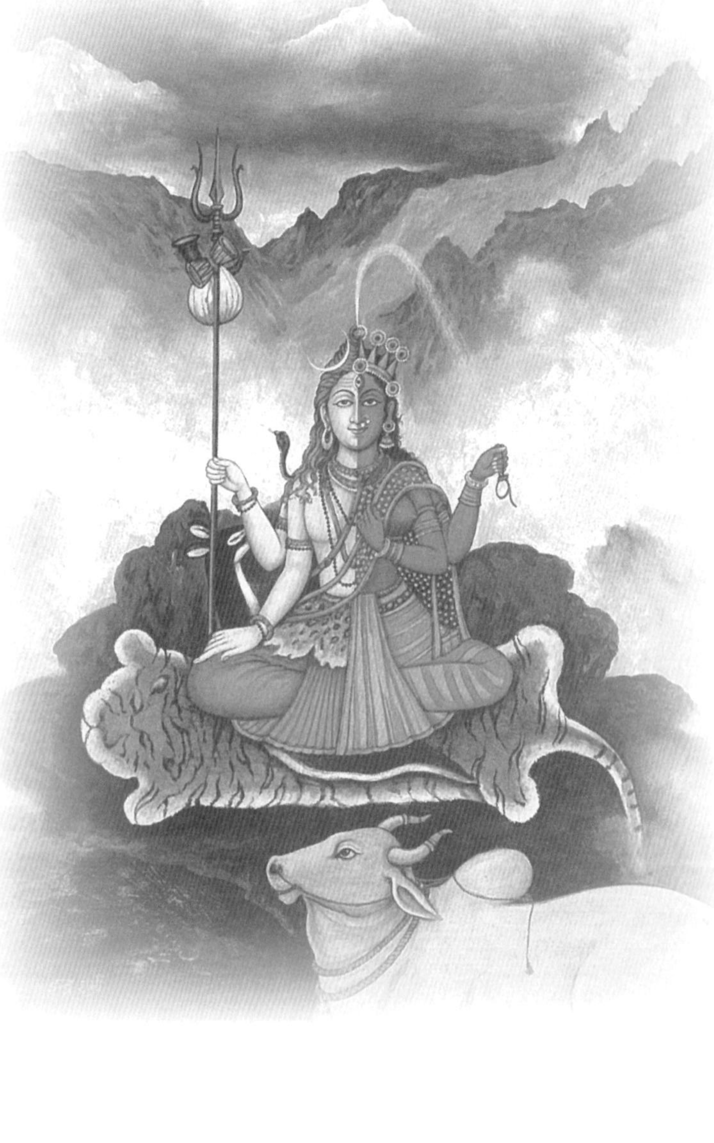

The first Law of Love

„The first law of love is you don't talk.
When you talk, you don't love – you are settling something.
Love means that life is settled.
There is no insecurity whatsoever.
There is nothing to discuss.
All games are over.
Love is a merger of Oneness."

Das erste Gesetz der Liebe

„Das erste Gesetz der Liebe ist, nicht zu sprechen.
Sprichst du, liebst du nicht. Du versuchst etwas zu arrangieren.
Liebe bedeutet, das Leben ist arrangiert.
Nichts ist mehr unsicher.
Nichts ist mehr zu diskutieren.
Alle Spielerei ist vorbei.
Liebe hat die Zweiheit aufgehoben.
Liebe ist die Kraft, die Einssein schafft."

(Yogi Bhajan in ‚Sexuality, the source of life' - 16/17. August 1986)

How to obtain the Groom

„Guru Nanak recited a shabd
in which he established
the love of the male and the female.
The line, where he says ‚Aap gaviai ta shaho paiai aor kaisi chatu-rai.'
‚Efface your own Self and then shalt thou obtain the Groom.
What can other cleverness avail?'
explains how to lose yourself
into the Oneness of the other being."

(Yogi Bhajan in ‚Sexuality, the source of life' - August, 16/17, 1986)

Wie wir den Bräutigam finden

„In einem Shabd hat Guru Nanak
die Liebe von Mann und Frau ergründet:
Komm ich erst über mein begrenztes ‚Ich' hinweg,
kann ich den Bräutigam wohl finden.
‚Aap gavaiä ta shaho paiä aor käsi chaturai.'
All meine Klugheit hat keinen Sinn,
solange ich mich nicht selbst verliere
und in der Einheit mit dem anderen bin."

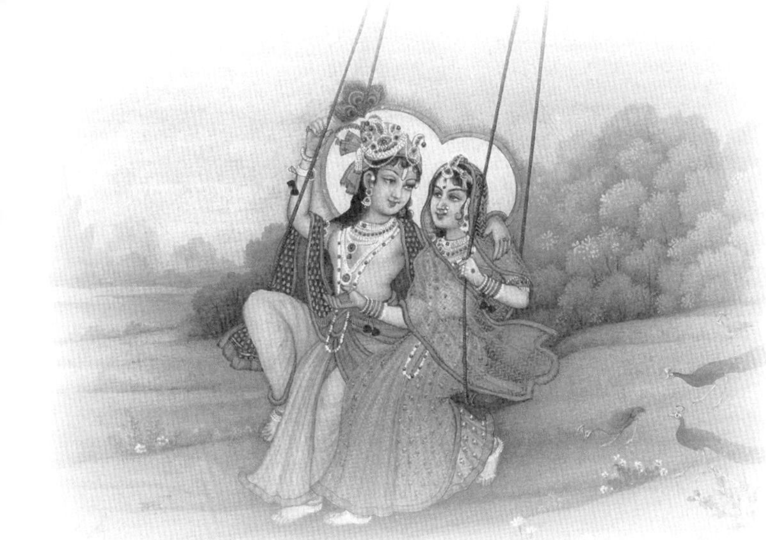

When you love – you don' talk

„In love, two Lovers know; they can feel it.
They can understand it and they acknowledge it.
Acknowledged communication through the body vibration
Is called ‚psyche of the human body life'.
What the living psyche of two people expresses,
words cannot explain it.
One handshake and one kiss on the cheek or one hug
can talk the language of thousands of years."

(Yogi Bhajan in ‚Sexuality, the source of life' - August, 16/17, 1986)

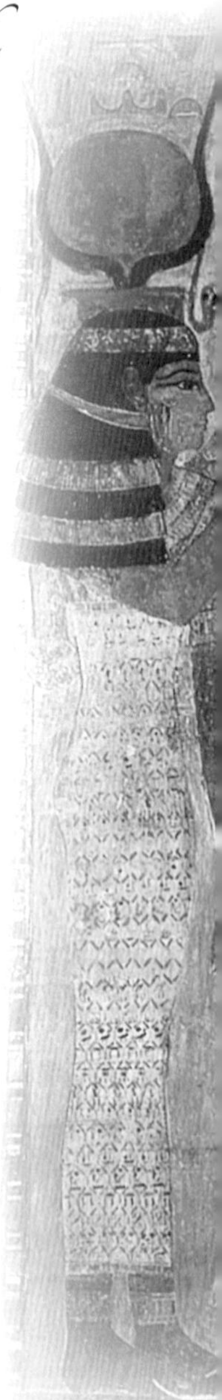

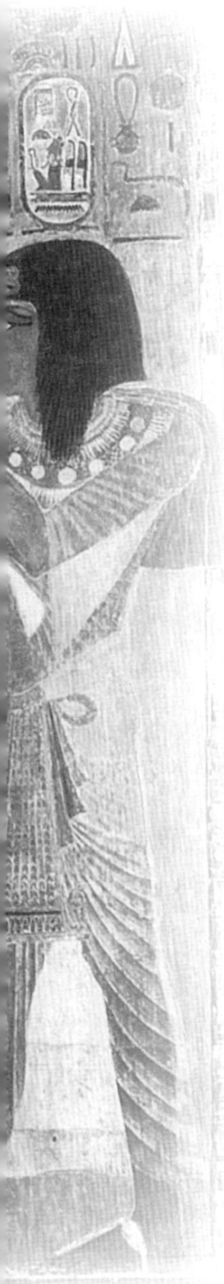

Wer liebt, spricht nicht.

„Zwei Liebende wissen um sich,
sie können sich fühlen.
Sie können verstehen und bestärken sich.
Sie schwingen, vibrieren, so sprechen sie
die Körpersprache lebendiger Psyche.
Das können Worte nicht beschreiben,
was die lebendige Psyche zweier Menschen
ausdrücken kann. Ein Händedruck,
ein Kuss auf die Wange, eine Umarmung
sprechen die Sprache von tausend Jahren."

Eduard Mörike (1804 - 1875)
An die Geliebte

„Wenn ich von deinem Anschaun tief gestillt
Mich stumm an deinem heilgen Wert vergnüge,
Dann hör ich recht die leisen Atemzüge
Des Engels, welcher sich in dir verhüllt.(...)"

Do you know what love is?

„Do you know what love is?
Love is consistent memory.
With each breath it comes,
it lives, it excels in you.
Body is the shell experience.
Mind is the perpetual experience.
Soul is the real experience.“

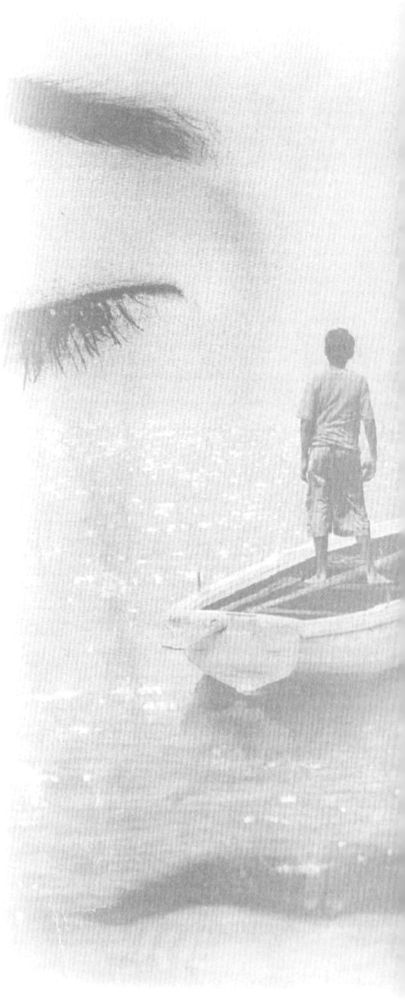

(Yogi Bhajan in ‚An Attitude of Deathlessness' - March,2, 1989)

Weißt du was Liebe ist?

„Weißt du, was Liebe ist?
Liebe ist fortwährende Erinnerung.
Sie kommt mit jedem Atemzug.
Sie lebt in dir und erhebt dich.
Im Körper wird die Hülle erfahren.
Im Geist wird die Ewigkeit erfahren.
In der Seele wird die Wirklichkeit erfahren."

Mecthild von Magdeburg (1207 - 1282)
Dass ich dich oftmals liebe

„Dass ich dich oftmals liebe, das hab ich von der Natur, weil ich die Liebe selber bin.
Dass ich dich innig liebe, hab ich von meiner Sehnsucht,
weil ich ersehne, dass man mich herzlich liebt.
Dass ich dich lange liebe, kommt von meiner Ewigkeit, weil ich ohn alles Ende bin."

Meditation

to see God

in your partner or others.

What it will do for you:

This ‚Pikha Bhakti' Meditation gives you the power to see the creative consciousness of another individual. It is an enjoyable, devotional meditation.

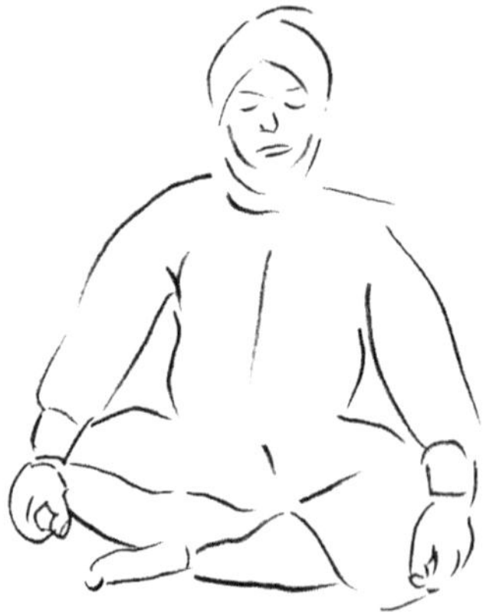

How to do it:

Sit in easy pose. Look toward the tip of your nose through your closed eyes. On the screen of your closed eyes project a picture of anyone you know well, husband or wife, holy man, deity, friend. Relax and meditate on the figure you've created

Yogi Bhajan, Relax and Rejoice' p. 103, 6. August 1975

Time:

open

Meditation

um Gott in deinem Partner zu sehen.

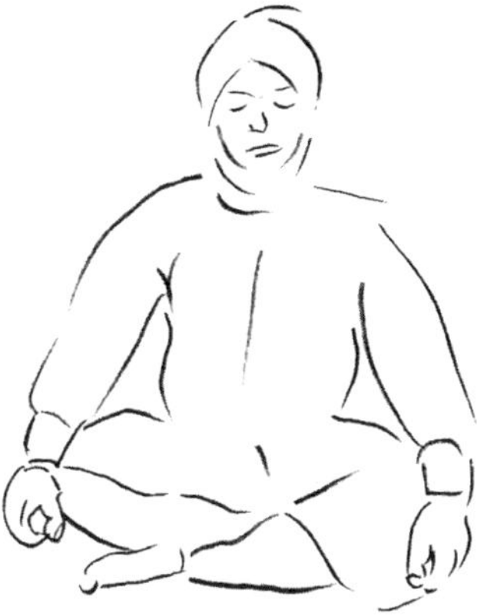

Was diese Übung dir bringt:

Diese ‚Pikha Bhakti' - Meditation schenkt uns die Fähigkeit, das schöpferische Bewusstein eines anderen Wesens zu sehen. Es ist eine sehr schöne und berührende Meditation.

Position:

Sitze in einer einfachen Sitzhaltung. Schau mit geschlossenen Augen auf deine Nasenspitze. Auf der Leinwand in deinen geschlossenen Augen projiziere das Bild von jemand, den du gut kennst, von einem Partner oder einer Partnerin, einem Heiligen oder einer Freundin.
Entspanne und meditiere auf das Bild, das du geschaffen hast.

Zeit:

offen

Meditation

to cleanse the sub-
consciousness from guilt.

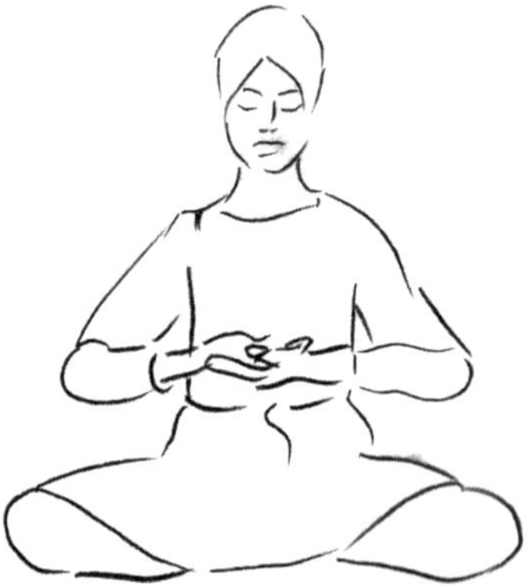

What it will do for you:

*Most people carry a sense of guilt toward some thing or things they have done in the past which subconsciously affect their actions and relationships in the present.
This meditation will help to clear the burden.*

How to do it:

*Sit in a comfortable cross-legged position, spine straight, chin slightly tucked in. Palms are at the heart center (chest level) right over left, and facing up. The arms are out at a slight angle from the body.
Think of each year of your life, and ask God to erase any wrongs you have done.*

Yogi Bhajan in ‚Relax and Rejoice' p. 116, (5.October 1972)

Time:

open

Meditation

um von unterbewusster Schuld zu befreien.

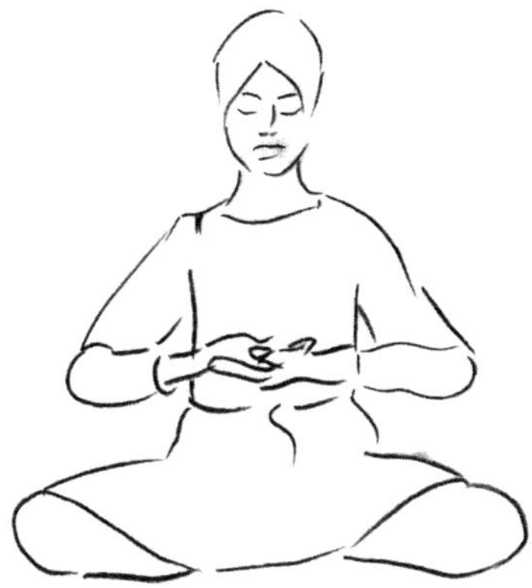

Was diese Übung dir bringt:

Viele Menschen tragen eine Art von Schuld aus der Vergangenheit in sich. Sie beeinflusst unterbewusst ihre Handlungen und Beziehungen in der Gegenwart. Diese Meditation hilft, uns von dieser Bürde zu befreien.

Position:

Sitze in einer angenehmen einfachen Sitzhaltung mit gerader Wirbelsäule. Ziehe das Kinn leicht auf die Brust. Lege die rechte Hand auf Höhe des Herzens in die linke Hand. Die Handflächen zeigen nach oben. Die Arme sind leicht vom Körper abgewinkelt. Denke an jedes Jahr deines Lebens und bitte Gott, alle Fehler, die du begangen hast, auszugleichen.

Zeit:

offen

Meditation

Stress Relief and Clearing the Emotions from the Past.

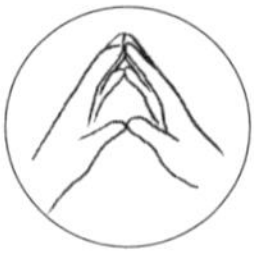

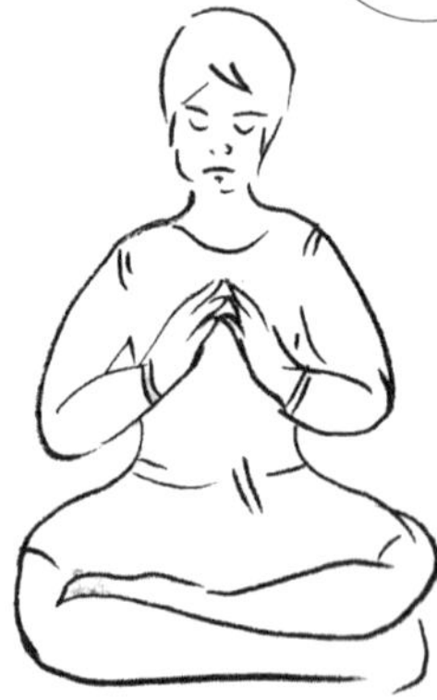

What it will do for you:

This meditation is especially useful for dealing with stressful relationships and with past family issues.

How to do it:

Put your hands at the center of your chest with the tips of the thumbs touching each other and each of the fingers touching the correponding fingers on the opposite hand.There is a space between the palms.The fingertips are pointing upward.

(Yogi Bhajan , Physical Wisdom, p.49)

Breath:

Breathe 4 times per minute.: Inhale 5 seconds, hold 5 seconds, exhale 5 seconds.

Eyes:

Look at the tip of your nose.

Time:

11 Minutes or until you feel relief from the stress.

Meditation

für die Befreiung von Stress und stressigen Beziehungen.

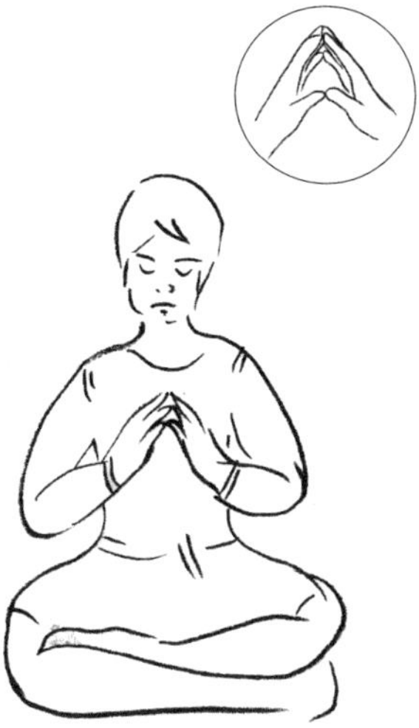

Was diese Übung dir bringt:

Diese Übung ist besonders hilfreich bei stressigen Beziehungen und alten Familienkonflikten.

Position:

Sitze in einer einfachen Sitzhaltung und bringe deine Finger in einer Zeltform auf Höhe des Herzzentrums zusammen. Alle Finger berühren den entsprechenden Finger der anderen Hand an den Fingerspitzen. Diese zeigen nach oben.

Atemführung:

Atme 4 Mal in der Minute.
Atme 5 Sekunden ein.
Halte den Atem 5 Sekunden ein.
Atme 5 Sekunden aus.

Augen:

Schaue auf die Nasenspitze.

Zeit:

11 Minuten oder solange bis du Linderung vom Stress empfindest.

Meditation

for Relaxation and Balance of Mind.

What it will do for you:

*After this meditation you will feel cozy, relaxed and peaceful.
The meditation will balance your mind and create a lasting relation to your higher self.*

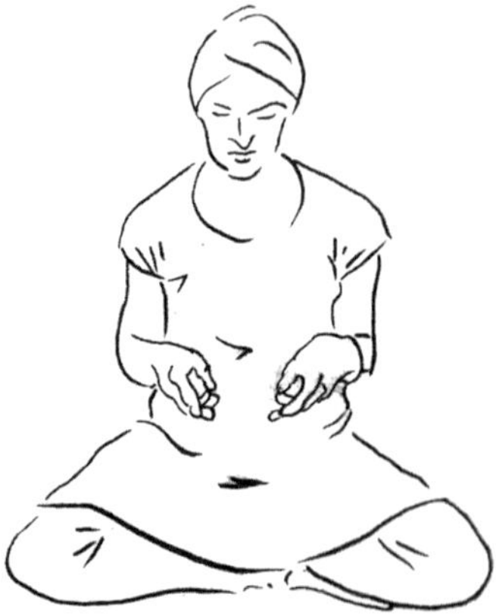

How to do it:

*Sit with a straight spine.
Let your shoulders hang down relaxed and hold the hands 20 cm apart from each other on heart level. Hand position for women: Connect the tip of the thumb with the tip of the pinkie of the right hand and the tip of the thumb and the tip of middle finger of the left hand. For men the position of the hands is reversed.*

(Yogi Bhajan , 29. September1975 - Survival Kit)

Breath:

The Breath is normal.

Eyes:

Look at the tip of your nose.

Time:

11 Minutes.

End:

Make fists with your hands for a short time. Relax.

Meditation

um dich wohl und zufrieden zu fühlen.

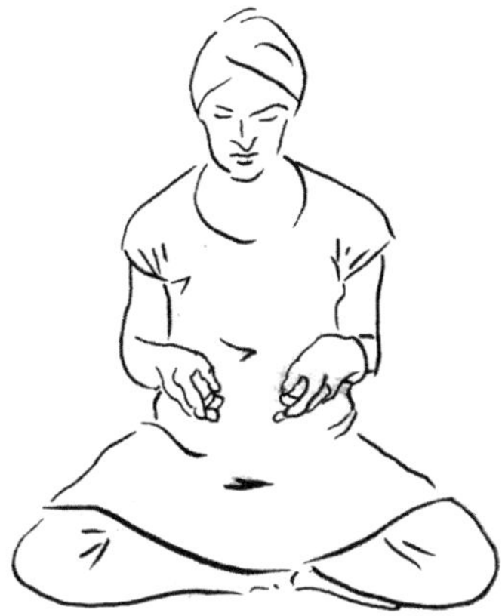

Was diese Übung dir bringt:

Du wirst dich nach dieser Meditation wohl und geistig ausgeglichen fühlen.
Deine Fähigkeit, mit deinem höheren Selbst in Berührung zu sein, wird gestärkt.

Position:

Sitze mit gerader Wirbelsäule und lasse die Schultern ganz entspannt herunterhängen.
Halte die Hände auf Höhe des Herzens in folgendem Mudra:
Handhaltung für Frauen: Verbinde die Spitzen von Daumen und Mittelfinger der linken Hand und die Spitzen von Daumen und kleinem Finger der rechten Hand.
Für Männer ist die Handhaltung umgekehrt.

Atemführung:

Der Atem ist normal.

Augen:

Die Augen sind geschlossen.

Zeit:

11 Minuten.

Abschluß:

Mache für einen Moment Fäuste und entspanne.

Meditation

to heal a broken heart.

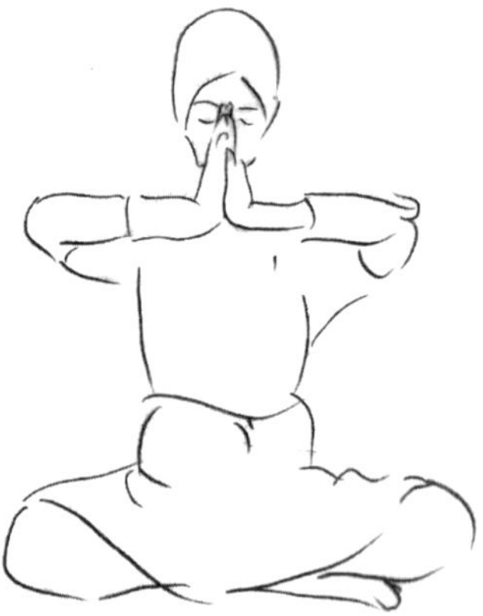

What it will do for you:

This meditation is good for the nerves. It is very relaxing, if you understand it..
It can heal a broken heart..

How to do it:

Sit in easy pose with a straight spi-ne. Palms are held lightly together, with the tip of the middle finger on the third-eye point.
The arms are totally horizontal.
Look within.

Breath:

The breath normal.

(Yogi Bhajan, 26. March 1975)

Eyes:

Look at the tip of your nose.

Time:

11 Minutes.

End:

Inhale, exhale, relax the breath and with clasped hands stretch the arms up for 2 minutes.

Meditation

um ein gebrochenes Herz zu heilen.

Was diese Übung dir bringt:

Die Meditation ist sehr entspannend. Sie ist gut die Nerven.
Sie vermag ein gebrochenes Herz zu heilen.

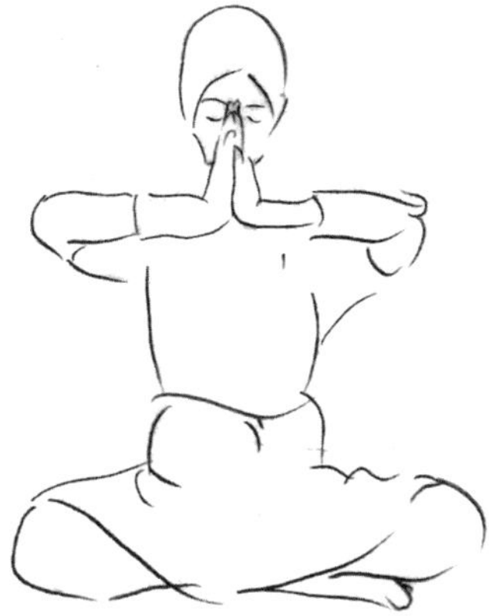

Position:

Sitze in einfacher Sitzhaltung mit gerader Wirbelsäule.
Die Handflächen liegen leicht aneinander.
Die Spitze der Mittelfinger ist auf Höhe des 3. Auges zwischen den Augenbrauen. Die Arme sind absolut parallel zum Boden.

Atemführung:

Der Atem ist normal.

Augen:

Die Augen sind geschlossen.
Schau nach innen.

Zeit:

11 Minuten. (Auszubauen auf 31 oder 62 Minuten)

Abschluß:

Atme ein, atme aus entspanne den Atem und strecke die Hände gefaltet über den Kopf und halte sie dort für 2 Minuten.

Meditation

to love better
and fight better

What it will do for you:

After a few month of regular practise of this meditation, you will think better, work better, share better, love better and fight better. Also sleep will be deep and relaxed and the nerves will regenerate.

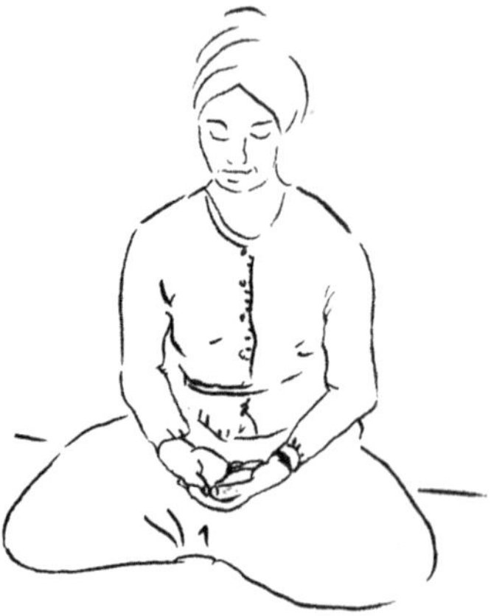

How to do it:

Sit in comfortable position with the spine straight. Place the hands in the lap, palms up with the right over the left. The thumbs are together and point forward.

Comments:

This is a great meditaion. It give radiance and radiance gives patience, which is the first condition of real love. In love you give as the sun gives light and warmth to all people.

(Yogi Bhajan, April 1, 1974)

Breath:

Inhale in 4 equal parts, mentally vibrating the Mantra SA TA NA MA. Hold the breath vibrating the Mantra 4 times for a total of 16 beats. Exhale in 2 equal strokes mentally vibrating WAHE GURU.

Eyes:

Focus the eyes on the tip of your nose, eylids half-closed..

Time:

15 - 62 Minutes.

Meditation

um besser zu lieben und sich besser auseinanderzusetzen.

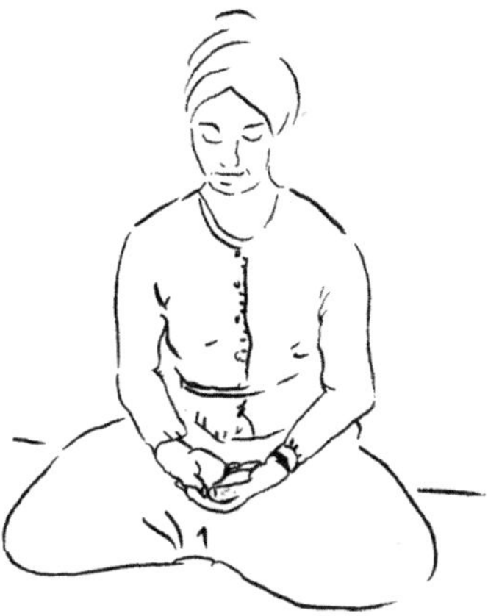

Was diese Übung dir bringt:

Nach einigen Monaten regelmässigem Üben mit dieser Meditation, wirst du besser denken, besser arbeiten, dich besser mit anderen auseinandersetzen, besser lieben und kämpfen. Auch der Schlaf wird tief und entspannt sein und die Nerven werden sich regenerieren.

Position:

Sitze in einfacher Sitzhaltung mit gerader Wirbelsäule.
Die Handflächen liegen ineinander, die rechte Hand liegt in der linken und die Dauemen zeigen von dir weg.

Augen:

Fokussiere die Augen auf die Nasenspitze. Die Augen sind dabei halb geschlossen.

Zeit:

15 - 62 Minuten

Atemführung:

Atme in 4 Teilen ein und lasse in deinem Geist dazu das Mantra SA TA NA MA erklingen. Halte den Atem an und
lasse das Mantra 4 Mal in deinem Geist erklingen, also insgesamt für 16 Schläge. Dann atme in 2 Teilen aus und
lasse das Mantra WAHE GURU dabei in deinem Geist erklingen.

Kommentar:

Diese Meditation stärkt Ausstrahlung und Geduld. Das ist die erste Bedingung für wirkliche Liebe.

Meditation
to open the heart

What it will do for you:

If you feel your haert is closed and there is no flow of love, and you want to change to open your heart, do this meditation.

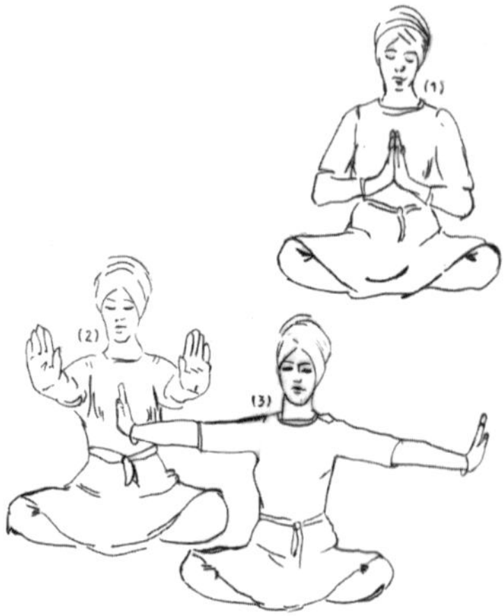

How to do it:

Sit in comfortable position with the spine straight. The Mantra is SAT KAR-TAAR.
When you say „SAT", trhe hands are pressed together in prayer mudra at the center of the chest (1).
As you say „KAR" the arms are extended out in front of you with hands and fingers pointed straight up (2).

(Yogi Bhajan, 1971)

As you say „TAAR" the arms are out from the sides and parallel to the floor, hands up (3).
Make the transition from step to step a flowing movement.

Breath:

Breath flows automatically with the mantra.

Eyes:

closed

Time:

open

Meditation

um das Herz zu öffnen.

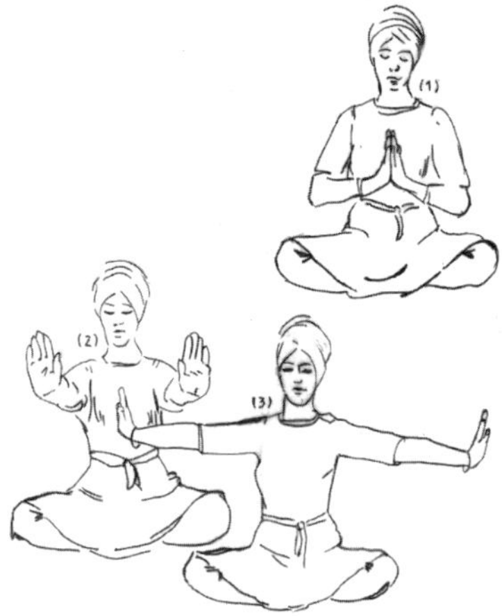

Was diese Übung dir bringt:

Wenn du fühlst, dass dein Herz verschlossen ist und die Liebe darin nicht fließt, und wenn du das ändern möchtest und dein Herz wieder öffnen möchtest, dann mache diese Meditation.

Position:

Sitze in einfacher Sitzhaltung mit gerader Wirbelsäule. Das Mantra is SAT KAR-TAR.
Es bedeutet „Der in Wahrheit handelnde".
Wenn du „SAT" sagst, presse die Hände im Gebets-Mudra vor der Brust zusammen. (1)
Dann sage „KAR" und strecke beide Arme gerade nach vorne aus. Die Ellbogen sind durchgestreckt und die Finger zeigen nach oben. (2) Dann sage „TAR" und strecke die Arme zur Seite aus, parallel zum Boden, die Finger zeigen weiter nach oben. (3) Gehe durch die Positionen in einer fließenden Bewegung.

Augen:

Augen möglichst geschlossen.

Zeit:

Offen (Vorschlag 3 - 11 Minuten)

Meditation

The fantastic Adi Kriya
(Khyan Karab Kriya - Variation 1)

What it will do for you:

This pranayam has many effects: It enables you to work for hours, it is invigorating and very energizing. It will give you a lot of strenghts. You may getting in a state of youth. It will prevent forgetfulness when you are old. It purifies the blood and supports the body with a higher rate of oxygen. It is a great partner meditation.

How to do it:

Sit down with you partner in any comfortable meditative position that maintains the straight spine. Look like a man of God. Think of a good thought. Relax the arms and hands down in a comfortable position.
The Mantra is the Mul Mantra:
EK ONG KAAR, SAT NAM, KARTAA PURKH, NIRBHAO, NIRVAIR, AKAAL MOORAT, AJOONEE, SAI BHANG, GUR PRASAAD, JAP, AAD SACH, JUGAAD SACH, HAI BHEE SACH, NAANAK HOSEE BHEE SACH

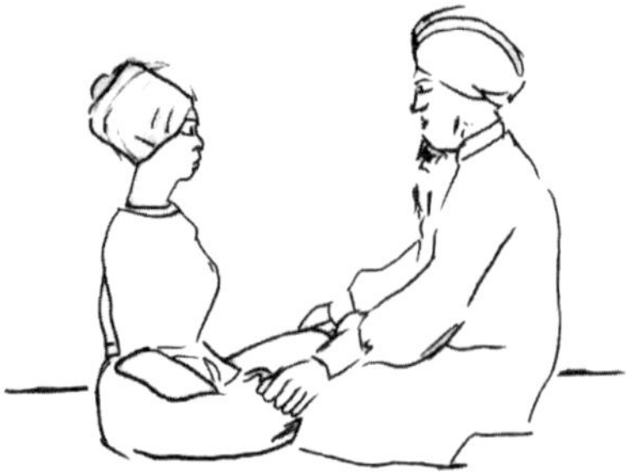

Breath:

Inhale deeply, exhale while chanting the Mantra, than hold the breath out as your partner chants the Mantra.

Eyes:

Eyes can be closed half way, 9/10 or completely.

Comments:

There should be someone doing this meditation with you. When you chant, he hold. It's a good meditation for couples, for husband and wife to relate to each other.

Time:

3 - 31 Minutes.
After building this meditation to 31 Minutes you may have a sensation of weightlessness for about 10 - 15 Minutes after completing this meditation.

(Yogi Bhajan, in Relax and Rejoice)

Meditation

Das Phantastische Adi Kriya
(Khyan Karab Kriya - 1. Variation)

Was diese Übung dir bringt:

Diese Pranayama hat viele Wirkungen. Es ermöglicht dir für Stunden zu arbeiten. Es ist energetisierend und inspirierend. Es schenkt dir viel Kraft und du fühlst dich leicht und jugendlich danach. Alle Körperfunktionen werden neu eingestellt. Es hilft gegen Vergesslichkeit im Alter und reinigt das Blut und füllt es mit mehr Sauerstoff. Es ist ein schöne Partner Übung.

Position:

Sitze mit deinem Partner in irgend einer einfacher Sitzhaltung mit gerader Wirbelsäule. Sitze wie ein Yogi und denke an etwas Erhebendes. Entspanne die Arme.
Wir chanten das Mul Mantra:
IK ONG KAR, SAT NAM, KARTA PURKH, NIRBHAO, NIRVAIR, AKAAL MURAT, AJUNI, SAI BHANG, GUR PRASAD, JAP, AAD SACH, JUGAAD SACH, HAI BHI SACH, NANAK HOSI BHI SACH

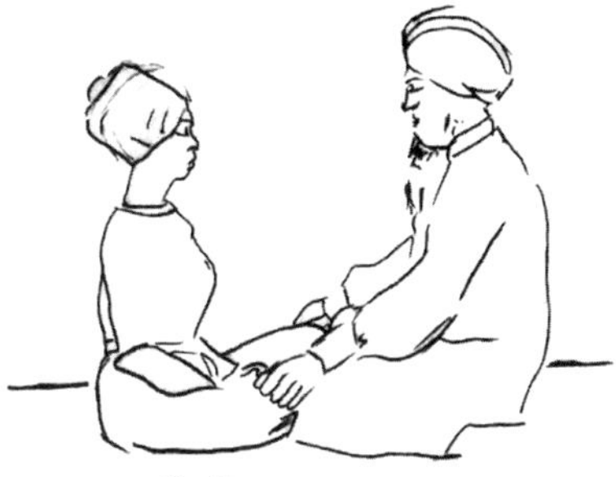

Atemführung:

Atme in 4 Teilen ein und lasse in deinem Geist dazu das Mantra SA TA NA MA erklingen. Halte den Atem an und lasse das Mantra 4 Mal in deinem Geist erklingen, also insgesamt für 16 Schläge. Dann atme in 2 Teilen aus und lasse das Mantra WAHE GURU dabei in deinem Geist erklingen.

Augen:

Die Augen können halb geschlossen, 9/10 geschlossen oder ganz geschlossen sein.

Kommentar:

Es ist gut, wenn du diese Meditation mit einem Partner machst, der den Atem anhält, während du chantest. Das macht diese Übung wertvoll für Paare und Ehepartner.

Zeit:

3 - 31 Minuten. Nach 31 Minuten ist es möglich, dass du ein Gefühl der Leichtigkeit für 10 - 15 Minuten hast.

„People never used to make love.
They just put their ear to the chest of the other
and listened to their heartbeat
for hours and they felt great.
This was the first expression of the human language,
when each human was naturally with his or her own nature."

February,9, 1995

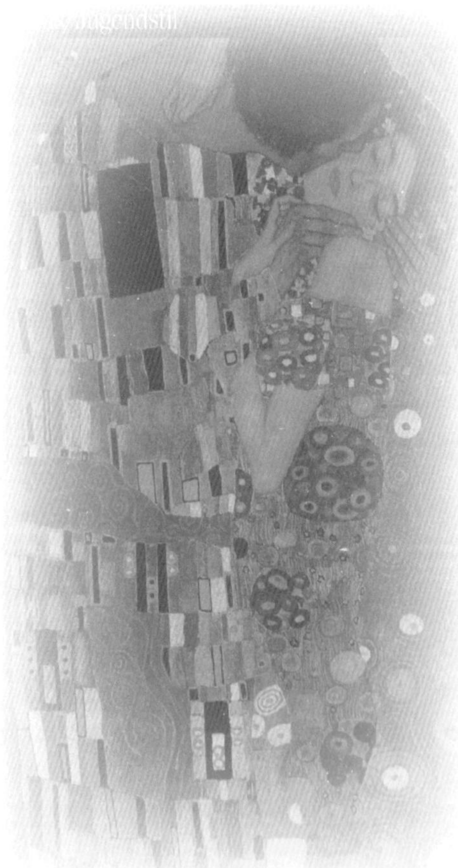

„Die Menschen haben sich nicht körperlich geliebt.
Sie haben nur ihr Ohr an die Brust des anderen gelegt
und seinem Herzschlag für Stunden gelauscht
und sich phantastisch gut gefühlt.
Das war der erste Ausdruck der menschlichen Sprache,
als die Menschen auf die natürliche Weise bei sich selbst,
in ihrer eigenen Natur weilten.“

Theodor Storm (1817 - 1888)

„Ich bin mir meiner Seele in deiner nur bewusst,
Mein Herz kann nimmer ruhen, als nur an deiner Brust.
(...)“

„Love that shrinks is not love, it is passion.
Love endures the unendurable."

22. December 1987

„It is not our privilege to know others.
Know yourself. That's your privilege."

23. Juni 1997

„Two people can love.
But subconscious desire can destroy every love or relationship,
because it is something which nobody knows;
neither the person who desires knows,
nor the person who loves that person knows,
what the desire is."

18. August 1985

„Liebe, die weniger wird, ist nicht Liebe.
Liebe kann das Unaushaltbare aushalten."

„Wir haben nicht das Privileg, andere zu kennen.
Es ist unser Privileg, uns selbst zu kennen."

„Zwei Menschen könnten sich lieben.
Aber ihr unterbewusstes Wünschen und Begehren
kann jede Liebe und jede Beziehung zerstören.
Es ist etwas, das niemand kennt:
Weder die Person, die begehrt, ist sich dessen bewusst,
noch die Person, die liebt, kennt das Begehren."

„How can two people live together,
talk and not quarrel?
The arc body and eyesight must connect
to feel you want to communicate with someone.
This is where a relationship is created;
between the psyches."

13. April 1987

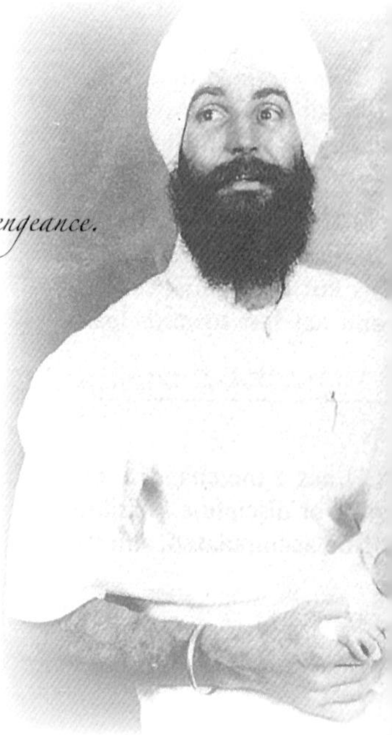

„You must live without fear and without vengeance.
With service, love becomes elegant.
With vengeance, love becomes dirt."

11. June 1990

„Human love is for one thing only:
to love your soul.
Then the infinite world around you
will be in love with you."

The Mind ©

„Wie können zwei Menschen zusammen leben,
sprechen, ohne zu streiten?
Die Bogenlinie und der Augenkontakt müssen sich verbinden
und emfinden, dass wir miteinander kommunizieren möchten.
Hier entsteht die Beziehung zwischen zwei Wesen."

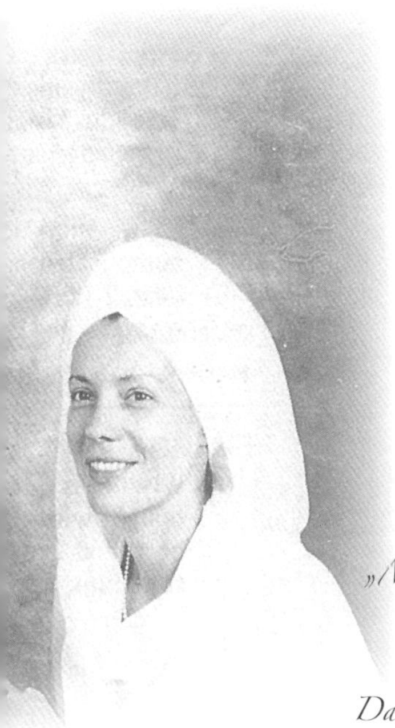

„Du musst ohne Furcht und Rache leben.
Liebe ist elegant, wenn sie dient.
Mit Rachegedanken wird sie schmutzig."

„Menschliche Liebe ist nur dafür geschaffen,
daß wir unsere Seele lieben.
Dann wird die unendliche Welt um uns herum
in diese Liebe einfallen."

When I love myself, I can be so rich, that I can love everybody.
The „depending" love - because You love me, you depend on me,
and I love you, so I depend on you - is a business, because
I expect this, you expect that. That is not love. (...)
In love we honor.
In love we grace people.
In love we support.
In love we sacrifice.
In love we give.
In love we elevate.
In love we will pray."

Aquarian Times, June 2008, Page 20/21

„Those who are trying to find love will end up with hatred, frustration and insanity.
Those who are trying to find wealth will end up totally neurotic, psychotic and totally crap. Because if you are trying to find something, you have basically, intentionally, intuitively, and individually accepted that you do not have it."

November,17, 1993

Liebe ich mein Selbst, macht es mich so reich,
dass ich jeden lieben kann.
Wenn Liebe abhängig macht: Weil du mich liebest,
Hängst du an mir.'
Weil ich dich liebe, 'Hänge ich an dir.'
Dann ist Liebe ein Geschäft.
Ich erwarte dies' und du erwartest das'. Es ist keine Liebe.
In Liebe würdigen wir uns. In Liebe segnen wir uns.
In Liebe unterstützen wir uns.
In Liebe bringen wir Opfer.
In Liebe geben wir. In Liebe erheben wir uns.
In Liebe beten wir.

„Wer versucht, Liebe zu finden, wird letztendlich Hass,
Enttäuschung und Krankheit finden.
Wer versucht, Wohlstand zu finden, wird letztlich neurotisch,
psychotisch und verrückt enden. Denn wer versucht etwas zu finden,
hat grundsätzlich, vorsätzlich, intuitiv und individuell akzeptiert,
dass er es nicht hat."

*„A flirt is a person who wants to romanticize
or fantasize things that are not reality.
It's a very serious disease because flirting
is like an earthquake in one's personality.
A person is not alert. And without alertness,
life will not find many good sequences
and there shall not be good consequences."*

16. January 1995

*„Love has no rule,
no beginning, and no end."*

23. July 2001

„The greatest link between two people is sound."

9. July 1975

*„The faculty of love
is in the faculty of prayer."*

23. July 1987

Jemand der flirtet, will romantisieren
oder Dinge die nicht wirklich sind herbei phantasieren.
Das ist eine ernsthafte Krankheit, denn Flirten
wirkt wie ein Erdbeben in einer Persönlichkeit.
Man ist nicht mehr wach und ohne wach zu sein,
findet man nicht die guten Dinge und auch nicht
die guten Dinge, die aus guten Dingen entstehen.

„Liebe unterliegt keinen Regeln.
Sie hat kein Anfang und kein Ende."

„Die größte Verbindung zwischen
zwei Menschen ist der Klang."

„Die Tiefe der Liebe entspricht
der Tiefe des Gebets."

„It is not our privilege to know others. Know yourself. That's your privilege."

June,23, 1997

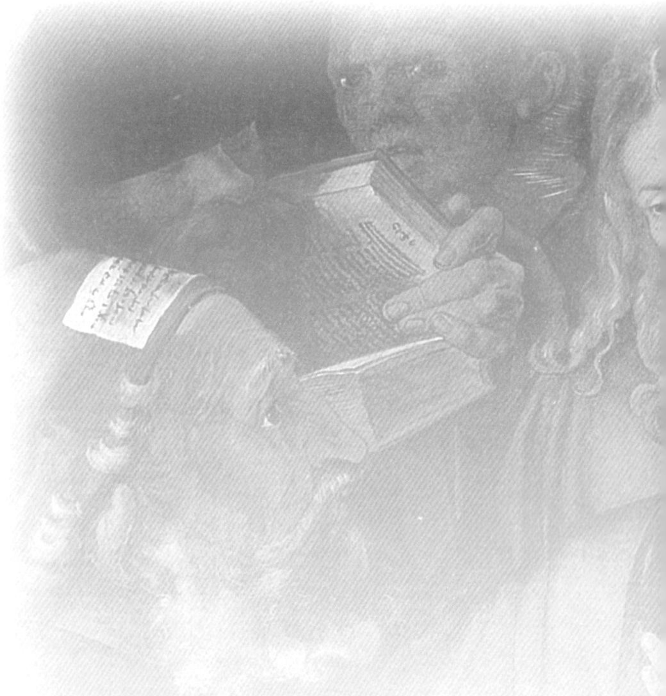

„Wir haben nicht das Privileg, andere zu kennen.
Es ist unser Privileg, uns selbst zu kennen."

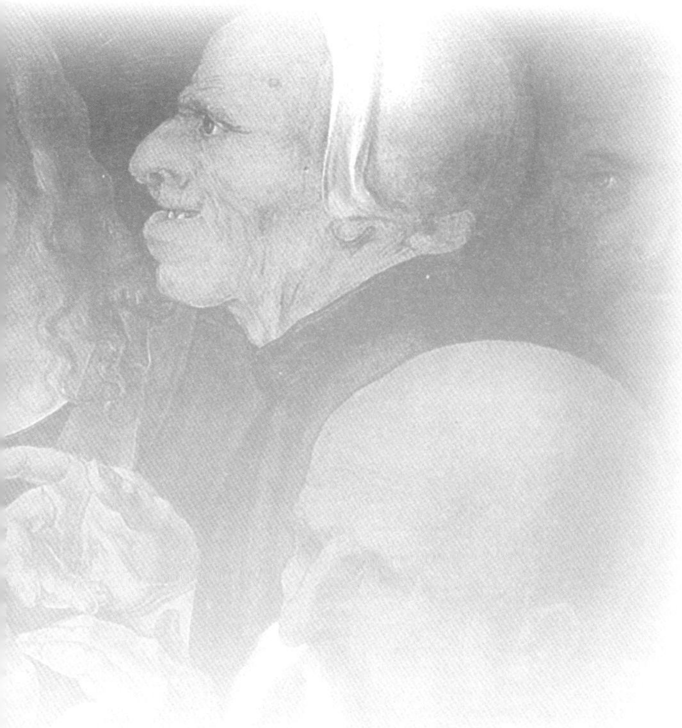

Zeno
Die Liebe als Innerer Weg
Auszüge aus einem Interview in „Visionen" 2/08, Seite 29

„Wahre Liebe erfährst du nur dann, wenn du dir selbst begegnest.
Dann kannst du in der Tiefe deiner Selbst erkennen,
wann wirklich wahre Liebe geschieht oder wann die Liebe eigennützig ist. Wahre Liebe ist.
Sie muß nicht gesucht werden, sie ist. Sie geschieht immer in jedem Moment,
wo ich vollkommen offen und anwesend bin. Fühlend anwesend."

„Hate nobody; love everybody. It won't cost you anything.
Love never cost anything.
Love is the most selfish act.
It gives you so much protection, grace and radiance.
It doesn't give you any smallness or suffering.
The attitude of conscious living is to love and give grace
to someone worthy of your trust.
Do not seek anything from people.
Give love instead, and rely on God."

Aquarian Times, June 2008, Page 16

"Tolerance is the keystone of the coming age.
When you are tolerant, you will not be impatient.
Patience is one sign which proves to the other person
that you are in love. Presents and money do not ensure anyone
of your love for them, but if you show simple and practical patience,
it is a very strong assurance.
That is the fundamental change of the coming age."

„Hasse niemand. Liebe alle.
Es kostet dich nichts.
Liebe kostst niemals etwas.
Nichts machst du mehr für dich selbst als Lieben.
Es schenkt dir so viele Schutz, Anmut und Ausstrahlung.
Es nimmt dir alles Minderwertige und Leidende.
Bewusstes Leben bedeutet, die zu lieben und zu würdigen,
denen du dein Vertrauen schenken kannst.
Erwarte nichts von den Menschen.
Schenke ihnen deine Liebe und vertraue auf Gott."

„Tolerance ist das A und O im kommenden Zeitalter.
Wenn wir tolerant sind, sind wir nicht ungeduldig.
Geduld ist das Zeichen an andere, dass wir sie lieben.
Geld und Geschenke zeigen den anderen Menschen nicht,
dass wir sie lieben, aber einfache praktische Geduld,
ist ein sehr starkes Zeichen.
Das ist eine der grundlegenden Veränderungen
im kommenden Zeitalter."

Love forever and divine.

The only education that I want is to learn to serve you better.
The only work that I seek is that work I can do for you.
The only place that I desire is when I can laugh with you.
The only free time I want is the time to sit with you
and listen to your words :||

The only sleep that I need is the sleep when I can dream of you.
The only understanding I have is I belong to you.
The only life I pray for is this lifetime with you,
that I may experience the pure eternal love of God,
and that God lives in each other :||

The only death that I shall have is the one this time,
that I can prove to Mukhande that I was divine
And selfless in my love for you.
Love forever and divine. :||

(3 HO Song)

Liebe heilig und für immer

Die einzige Erziehung, die ich möchte, ist lernen,
wie ich Dir besser dienen kann.
Die einzige Arbeit, die ich suche, ist Arbeit,
die ich für Dich tun kann.
Der einzige Ort, an dem ich sein will, ist,
wo ich mit Dir lachen kann.
Die einzige freie Zeit, die ich verlange, ist Zeit,
bei Dir zu sein und Dich zu hören.
Der einzige Schlaf, den ich brauche, ist der Schlaf,
in dem ich von Dir träume.
Das einzige Verständnis, das ich habe, ist, dass ich zu Dir gehöre.
Das einzige Leben, um das ich bete, ist ein Leben lang mit Dir,
in dem ich Gottes reine, ewige Liebe erfahre
und dass Gott in uns allen lebt.
Der einzige Tod, den ich dieses Mal haben werde, ist der,
bei dem ich meinem Befreier beweisen kann, dass ich heilig bin
und selbstlos in meiner Liebe zu Dir.
Liebe heilig und für immer.

Love is my last chance

„Love is my last chance in life in the sense that
I have to love, first of all, my own consciousness.
I have to love my own character.
I have to love my own characteristics.
I have to love my own dignity.
I have to love my own dimension.
There are so many things
I am supposed to love for myself,
before I say even one word of
„I want to love you.“
I understand that, when you are young,
you want a soul mate or you want
a friend or a relative or a lover or a husband, etc.
It doesn't give you anything,
because the incomplete is relating to the incomplete. (…)
Actually, love is a self acknowledgement.

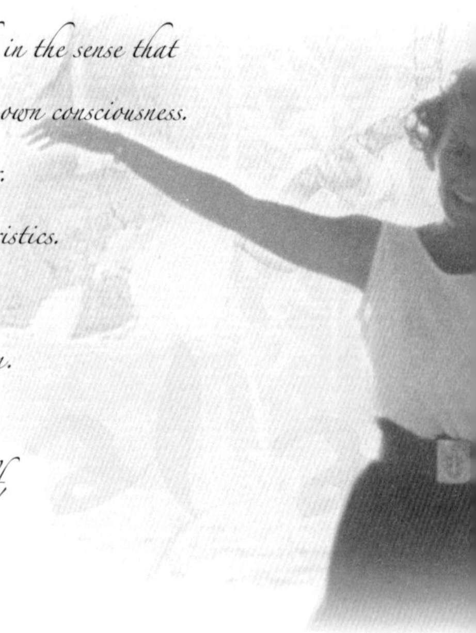

Liebe ist meine letzte Chance

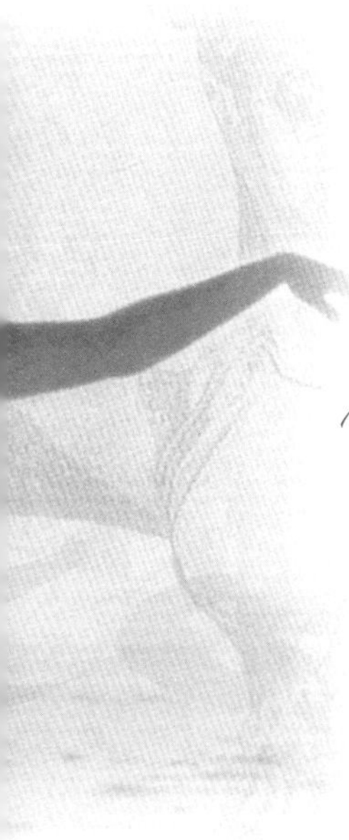

Liebe ist meine letzte Chance in dem Sinne,
dass ich zuerst mein eigenes Bewusstsein lieben muss.
Ich muss meinen eigenen Charakter lieben.
Was charakterisch ist für mich, muss ich lieben.
Meine Würde muss ich lieben, meinen Selbstrespekt.
Ich muss meine eigene Dimension lieben.
Es gibt sovieles was ich mir zuliebe lieben muß,
Bevor ich auch nur einmal ein wenig sage:
"Ich liebe dich."
Es ist verständlich, wenn wir jung sind
und einen Seelenparter suchen,
einen Freund, einen Verwandten,
einen Liebhaber, einen Ehepartner, usw.
Es gibt uns so wenig:
Was kann ein Unvollkommenes einem Unvollkommenem geben?
In Wirklichkwitr ist Liebe Selbsterkenntnis.

„The collective psyche of people in love changes others."

1/17/2000

„May you fall in love
with your beauty, grace, honor, courage and strength."

4/13/98

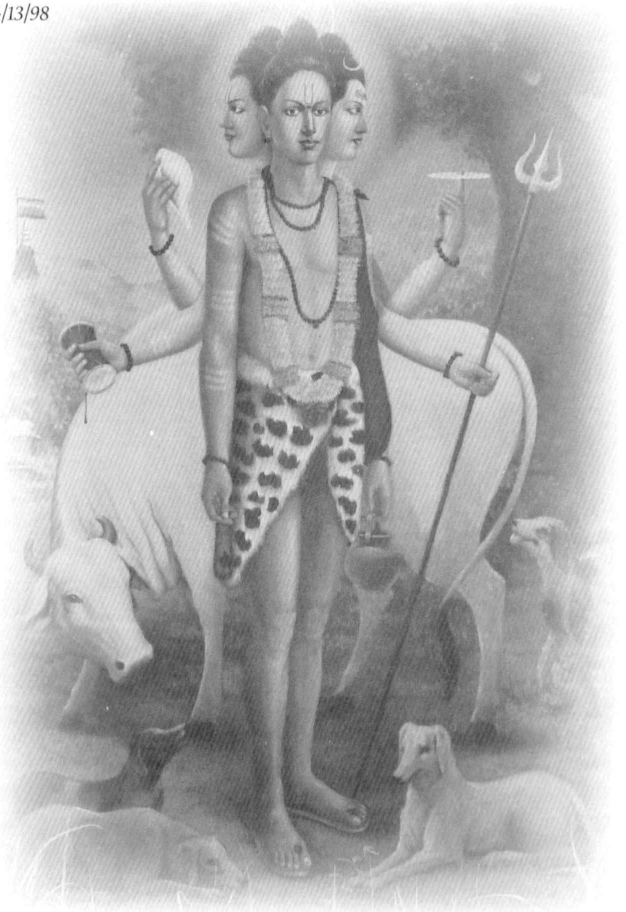

„Die kollektive Psyche von Menschen,
die lieben wird andere verändern.“

„Mögest du dich verlieben
in deine Schönheit, Anmut, Würde, deinen Mut und deine Stärke.“

Christian Morgenstern
EINS und ALLES
„Meine Liebe ist groß, wie die weite Welt. Nichts ist außer ihr.
Wie die Sonne alles erwärmt erhellt, so tut sie der Welt von mir.
Da ist kein Gras, da ist kein Stein, darin meine Liebe nicht wär.
Da ist kein Lüftlein, kein Wässerlein, darin sie nicht zog einher.
Da ist kein Tier vom Mücklein an bis zu uns Menschen empor,
darin mein Herze nicht wohnen kann, darin ich es nicht verlor.
Meine Liebe ist weit, wie die Seele mein, alle Dinge ruhen in ihr.
Sie alle alle bin ich allein und nichts ist vaußer mi

„Schämt euch nie, eure Liebe füreinander zu bezeugen.
Die Liebe ist der größte verbindende Faktor im Universum.
Darum liebt, liebt, liebt.“
aus Eileen Caddy „Herztüren öffnen, 23. November“.

OM C Parkin

Die Liebe als Innerer Weg

Auszüge aus einem Interview in „Visionen“ 2/08, Seite 27 - 28

„Es wird vergessen, dass der geliebte Partner nur eine Spiegelung
der Liebe im Innen ist und nicht die Liebe selbst.
Die Wahrheit ist, nur wenn ich der Sehnsucht nach Innen folge,
kann ich meinen Partner wirklich lieben.
Die Begegnung zwischen Mann und Frau,
das Zusammensein von Mann und Frau,
ist zweifellos eine große Möglichkeit f
ür die Verwirklichung des inneren Wesens.
Dort wo Liebe ist, ist das Wesen zu Hause.
Aber die grundlegende Bedingung ist, daß ein Mensch diese Liebe,
ihre Erweckung, ihre Entflammung nutzt,
um durch das geöffnete, innere Tor der Seele zu schreiten,
anstatt der Illusion von einem geliebten Objekt im Außen zu verfallen
und sich an diesem Ort dann ängstlich festzuhalten.
Auf dem äußeren Weg verwechseln die Menschen
zwangsläufig das geliebte Objekt mit der Liebe selbst
und fallen dann in einen Zustand ängstlichen Haltens
und Besitzergreifens eines Objekts, das sie früher oder später ohnehin
verlassen wird.“ (...)

„Die Liebe zwischen Mann und Frau
kann sich nur dann von innen entfalten, wenn jeder bereit ist,
dem Folgen des inneren Weges höchste Priorität einzuräumen."
(...)

„Dieses Scheitern an der romantischen Liebe,
welche den Partner als ein äußeres Objektr liebt,
ist vorhersehbar, es ist ein Teil des Erkenntnisweges.
Der Moment des Scheiterns ist ein großartiger Moment
von möglicher tiefer Erkenntnis, wenn er wirklich genommen wird.
(...)
„Ein Mann und eine Frau, die nicht innerlich allein sind,
können sich nicht lieben."

„Die Vorraussetzung für die Entfaltung bleibender Liebe zwischen
Mann und Frau ist ein innerer Weg."
(...)

Peace Prayer

Gracious Lord,
Thank you for making us the instruments of your peace.
The time has come, the time is now,
when the love of God may unite us all.
Love of life is the universal call.
We must recognize we all come from the same clay,
live through the same breath and the same
God we obey.

Yogi Bhajan, ‚The Game of Love'- p. 180)

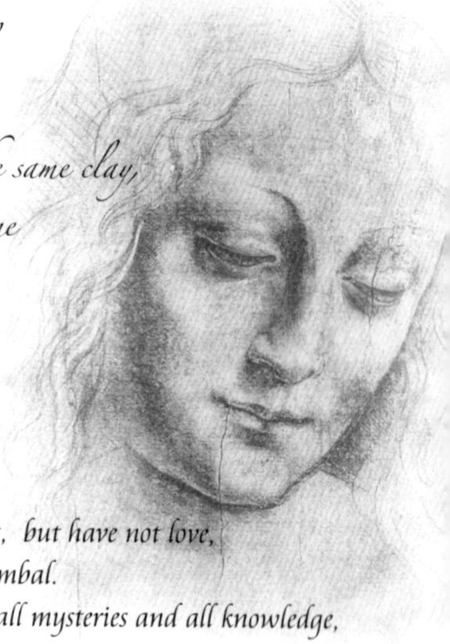

1. Corinthians 13/14 by Paul

Love

„If I speak in the tongues of men and of angels, but have not love,
I am only a resounding gong or a clanging cymbal.
If I have the gift of prophecy and can fathom all mysteries and all knowledge,
and if I have a faith that can move mountains,
but have not love, I am nothing.
If I give all I possess to the poor and surrender my body to the flames,
but have not love, I gain nothing.
Love is patient, love is kind. It does not envy, it does not boast,
it is not proud. It is not rude, it is not self-seeking,
it is not easily angered, it keeps no record of wrongs.
Love does not delight in evil but rejoices with the truth.
It always protects, always trusts, always hopes, always perseveres.
Love never fails. (...)
And now these three remain: faith, hope and love.
But the greatest of these is love.

Follow the way of love

Gebet für Frieden

Gnädiger Gott, wir danken
dass du uns zu Instrumenten deines Friedens machst.
Jetzt ist die Zeit gekommen,
in der uns die Liebe Gottes vereint.
Der Kosmos ruft uns zur Liebe zum Leben.
Wir sind alle aus dem selben Ton gebrannt,
leben, atmen dieselbe Luft,
gehorchen demselben Gott.

Das Hohelied der Liebe

„Wenn ich mit Menschen- und mit Engelzungen redete,
und hätte der Liebe nicht,
so wäre ich ein tönend Erz oder eine klingende Schelle.
Und wenn ich weissagen könnte und wüßte alle Geheimnisse
und alle Erkenntnis
und hätte allen Glauben, also daß ich Berge versetzte,
und hätte der Liebe nicht, so wäre ich nichts.
Und wenn ich alle meine Habe den Armen gäbe
und ließe meinen Leib verbrennen,
und hätte der Liebe nicht, so wäre mir's nichts nütze.
Die Liebe ist langmütig und freundlich,
die Liebe eifert nicht, die Liebe treibt nicht Mutwillen,
sie blähet sich nicht, sie stellet sich nicht ungebärdig,
sie suchet nicht das Ihre, sie läßt sich nicht verbittern,
sie rechnet das Böse nicht zu, sie freut sich nicht der Ungerechtigkeit,
sie freut sich aber der Wahrheit; die Liebe höret nimmer auf, ...
Nun aber bleibt Glaube, Hoffnung, Liebe, diese drei;
aber die Liebe ist die größte unter ihnen."
Strebet nach Liebe

„We are Khalsa by our love.“

„Life to all, Love to all, Peace to all.“

“We are the people of love.“

„Spreading the Love of Nanak...“

„May all Love surround you“

*„Love, Love is all you say, ...“ *)*

*)Lines from favorite 3HO Songs and Mantras:
„One in the Spirit“ by Gurutej Singh, from the „Song of Nanak“ by Gurdass Singh, from „Longtime sun“ and from the „Wake up Song“.

„Unsere Liebe macht uns zu Khalsa."

„Liebe, Leben und Frieden für alle."

„Wir sind die Liebenden."

„Wir verbreiten die Liebe von Nanak."

„Möge alle Liebe euch umgeben, …"

„Liebe ist alles, wovon wir sprechen, …"

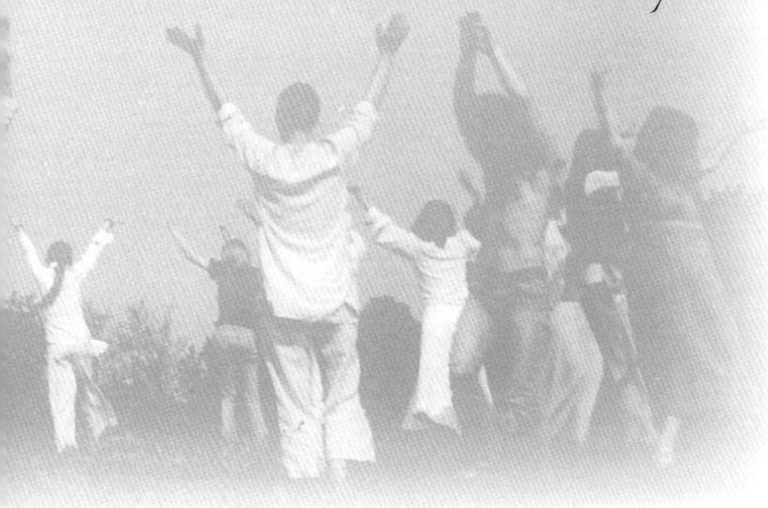

The game of Love

„Ja tao praym khaily ka chao - Sir dhar tali gali mayri aa-o
It marag pair dhaarijai - Sir dijai kann na kijai."
(Guru Nanak)

„If you want to play this game of love wih me
Bring your head in your hand and enter this path."
Put your feet on this path and offer your head
And have no idea what people think."

Das Spiel der Liebe

„Willst du das Spiel der Liebe mit mir spielen,
sei bereit, den Kopf weg zu schenken.
Kopflos kannst du den Pfad betreten,
egal, was die Leute von dir denken."

Jin Praym Kio

„Jin praym kio tin hi prabh paio
Sach kao, sun layo sabheh."
(Guru Gobind Singh)

„I tell the truth, listen everyone,
only those, who love, will find God."

„Hört, ich will euch die Wahrheit verkünden,
nur die, die lieben, werden Gott finden."

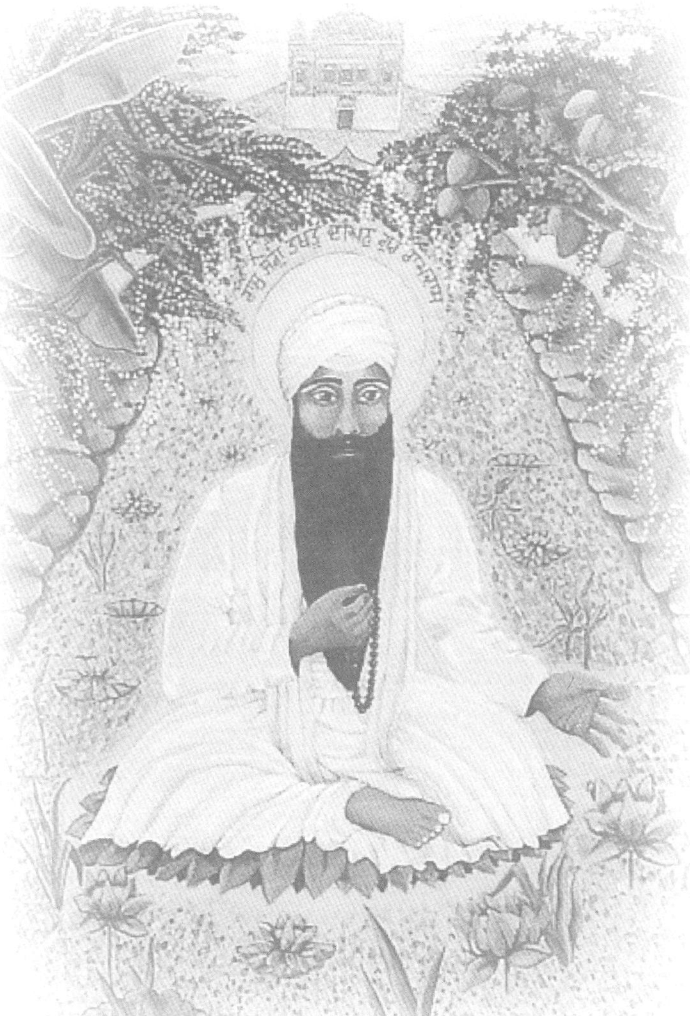

Jan 5th 1989
His Grace made
it all to Happen

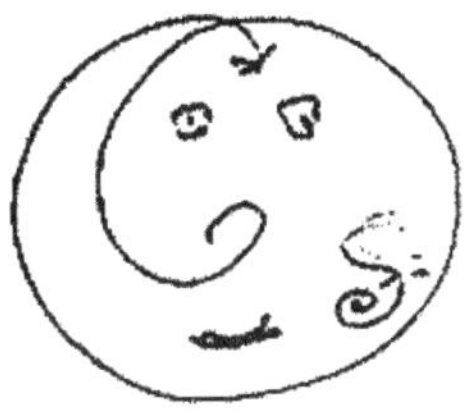

GE
AGE
SAGE.

SA TA NA MA ≡
ONE God
ONE THING
To DO!!

Trust God and Let
God Love You YB